金方书院传承录书系

主编　傅延龄

傅选刘渡舟医案笺疏

1

宋佳、张林、张强、潘中艺、马浔、秦空　参编

傅延龄　编著

U0302561

中国中医药出版社
·北京·

图书在版编目（CIP）数据

傅选刘渡舟医案笺疏 . 1 / 傅延龄编著 . -- 北京：
中国中医药出版社 , 2024.8. --（金方书院传承录书系）.
ISBN 978-7-5132-8875-0

Ⅰ. R254.1

中国国家版本馆 CIP 数据核字第 2024EF4204 号

中国中医药出版社出版

北京经济技术开发区科创十三街 31 号院二区 8 号楼
邮政编码　100176
传真　010-64405721
河北省武强县画业有限责任公司印刷
各地新华书店经销

开本 710×1000　1/16　印张 10.5　彩插 0.5　字数 202 千字
2024 年 8 月第 1 版　2024 年 8 月第 1 次印刷
书号　ISBN 978 - 7 - 5132 - 8875 - 0

定价　48.00 元
网址　www.cptcm.com

服 务 热 线　010-64405510
购 书 热 线　010-89535836
维 权 打 假　010-64405753

微信服务号　zgzyycbs
微商城网址　https://kdt.im/LIdUGr
官 方 微 博　http://e.weibo.com/cptcm
天猫旗舰店网址　https://zgzyycbs.tmall.com

如有印装质量问题请与本社出版部联系（010-64405510）

85. 11. 14

头目作痛、睡眠欠佳、叫闷干涸。

脉弦，舌质偏红。

白芍15g 花粉15g 川芎10g 厚朴15g

枳实15g 炒枣仁15g 玉竹15g

甘帅15g 知母10g 黄柏6g

　　　　云什　　　　刘渡舟

刘老处方 A

北京顺义中西医专家门诊部

门诊病历首页

姓名 刘洪　　　　　　　　住址：

性别 男　　　　　　　　　职务：

年龄：30　　　　　　　　初诊日期：1988.4.25日

腰痛腿重已有十余次，最近加剧。

脉弦无数且缓。

中医辨证 湿热下注

西医诊断

苍术10g 白术9g 防己15g 枫叶9g 当归10g

知母10g 黄柏9g 木通9g 牛膝9g 白芍10g

羌活3g 独活3g 桃仁9g 生地9g 苡米12g

刘渡舟

5月2日

服药见效，今方续治湿热之邪

上方加枳壳10g 茺蔚3g 苍术剂量增至12g

刘渡舟

刘老处方 B1

赵明

88.二日

月平胃作痛，食滞胃气不舒
　　脉弦，舌苔厚白

川芎10g　苍术10g　香附10g　神曲10g　栀子10g
柴胡12g　木香10g　砂仁10g　青陈皮各10g

京剜　　　　刘庭舟

刘老处方 B2

薛 序
——加强名师医案学习

　　加强名师医案学习是中医医生提升临床技能、提高临床疗效的捷径，这是我学医、从医、传医数十年的真切体会。中医之所以生生不息，代有发展，说到底，就是因为植根于临床疗效。

　　按照传统说法，中医临床疗效有三个层级，即上工十全九，中工十全六，下工十全三。我认为，若要真正领略上工级疗效的神韵，唯有临床跟诊，或阅读其临床诊疗真实病历。

　　学好名师学术有二途，一是临床侍诊，一是研读医案。侍诊时能目睹名师诊病处方过程，眼观、耳闻、手记，日积月累，由被动跟随到主动思考，一定会有大量收获。阅读与侍诊结合，养成理法方药一体的思维习惯，加深对疾病发生、发展规律的认识，真切感受"有病的人"与"人的病"的区别与联系，如此即可提升技能，提高疗效，获得由常达变、熟能生巧的认知与实践能力。

　　读医案一定要选择上乘医案！所谓上乘医案，我认为未经雕琢修饰，且有准确到位的按语的名师医案是上乘医案。医案的真实性最重要！名师医案如果被过度修饰、润色，不再是原貌，其价值即有所下降。如果没有按语，或者按语不能准确到位，不能反映名师思维，未得其要，其价值也未能得到提升。

　　说到这里，我回想起来38年前的一桩往事。

　　在杏园金方医院开诊前夕，我清楚地记得是1986年5月18日，那是一个星期日，我的师父祝谌予老师邀请刘渡舟、董德懋、李介鸣、赵绍琴、薛培基等著名中医前辈来顺义座谈，讨论金方医院、金方书院如何做好中医传承和发展。祝谌予老师毕生以继承发扬施今墨先生中西医汇融的革新理念为己任，遵行施今墨先生"编书、办医院、开学校"三位一体的复兴和发展中医主张，强调"盖编书为保存过去的经验，办医院为应用现在经验，开学校为推广未来经验"。在当天的讨论会上，祝谌予老师提出，金方两院应当秉持施今墨先生三位一体的主张，建议医院安排人员，把各位老先生诊治每一位患者的过程记录下来；医院要建门诊大病历；病案记录要反映医患交流对话顺序，可以不拘医学术语，但一定确保真实准确，以便日后整理研究。他的建议得到各位与会前辈的赞成。

为了落实那次座谈会精神，医院挑选出几名具有较好临床基础的青年医生担任老前辈的医助，侍诊抄方，写门诊大病历。我有幸被选为其中一员。在从1986 年至 1999 年的 13 年时间里，一共有 38 位老前辈来院出诊，产生了 14 万份门诊大病历：这些资料堪称金方两院的镇院之宝。在此同时，金方两院还积累了各位老前辈数以千计的教学门诊录像、录音、讲稿和照片，这些资料成为金方两院中医传承的源头活水。

2016 年 8 月 17 日举行的金方两院成立 30 周年庆典有幸邀请到了北京中医药大学傅延龄教授参会。我的师父祝谌予先生与傅延龄教授的师父刘渡舟先生是有着几十年交情的老朋友，两位先师友谊的基因让我与傅延龄教授一见如故。此后我俩经常聚谈，多次谈到金方两院发展问题。傅老师提议，金方书院一直是一个院内青年医生培养部门，30 年来取得很好的成绩，积累了丰富的教学经验，形成了成熟的培养模式，应该让她敞开大门，面向社会，让院外青年医生也能入院学习，这样就可以培养更多优秀中医临床人才。

傅延龄老师是刘渡舟先生的博士研究生，也是他唯一通过国家计划培养的学术继承人，跟随刘老十数年，得先生口对口、面对面、手把手熏染传授。傅老师对刘老之言入于耳，藏于心，在耳濡目染中领悟刘老学术之三昧。他也是我国著名中医教育家和临床家，学验俱佳，人品至上，是我深为服膺的学术挚友。于是我请他参与金方两院工作。经我反复恳请，幸得他慨允出任金方书院院长，与我联手，让金方书院走出深闺，把金方两院的宝贵学术财富毫无保留地传给下一代，为培养青年中医高能临床人才献力赋能，传承中医，造福桑梓，以实现祝谌予、刘渡舟、薛培基等金方两院第一代先辈们的宏业伟愿。

我经常走进医院的病案室，查阅各位老前辈诊治的病案。每一次查阅，胸中都会涌起阵阵暖意，脑海里出现老先生们的音容面貌。一直以来，我都有一个心愿，要把这些病案整理出来，作为金方书院的学案，分享给金方学子，也分享给更多的中医学人。我把这一想法告诉傅老师，得到他的赞同。后来我俩决定，从整理祝谌予医案和刘渡舟医案开始，由傅老师整理刘渡舟医案，由我来整理祝谌予医案。我俩都认识到，一名临床医生，有和没有名师师承经历，其诊疗能力、其学术进阶的时间成本一定会有显著差异。所以我俩决定以金方两院第一代先辈的医案为金方书院学案，让金方弟子在学习过程中有如亲炙名师侍诊抄方的效果，从此形成金方书院的特色教学。

　　虎年暮春，傅老师开始整理刘老的医案，他把书名确定为《傅选刘渡舟医案笺疏》。正如他在自序中说的那样，刘老这部分医案的诊疗时间，恰与他跟刘老做师承的时间基本同期，所以他对医案里面的理法方药内容都十分熟悉，感到无比亲切。这部分医案正是刘老在 70～75 岁时的诊疗实案。这一时期，刘老的临床经验、医术与医道都臻于炉火纯青、至微至妙的巅峰阶段。刘老在这一时期曾说："我现在读书、看病、带徒，常有天马行空的自由，左右逢源的乐趣。"我在跟刘老侍诊抄方时，每每见到他临床怡然自得的神态。

　　傅老师说他撰写刘老医案有一个明确的思想，要尽量保持病历原貌，不增减，不改易，不修饰，努力让读者感觉到好像在刘老的诊室侍诊抄方。我认为这体现出傅老师"教是为了不教"的大教风范，也体现出金方书院"良方共享，良药共识，良医共进"的求实精神。

　　本套丛书堪称名医、名师、名家的继承发扬之作，我读之如沐春风，如归故境，如侍诊抄方，如听名师病案讨论课，喜不自禁，乃欣然写下上面的文字。

　　是为序。

杏园玉翁　薛钜夫

甲辰年夏至于金方书院

自　序

　　我出生于一个中医世家，自幼喜欢读书。近 20 年来，读书、看病是我的两大乐事。白天看病，夜晚读书，日复一日，乐在其中。看病最爱看的是疑难病，读书最爱读的当然是医药书，而其中又以医案为最。有些医家的医案，如宋代许叔微的医案，明代薛立斋的医案，清代吴鞠通的医案，近代曹颖甫的医案，我会不止一遍地读。近贤章太炎先生说："中医之成绩，医案最著。"我认为他的这句话很有道理。

　　博士毕业两年以后的 1990 年，我成为刘渡舟老师的学术继承人。曾经他是我的博士研究生导师，我是他的研究生；这时他又是我的师父，我又是他的徒弟。在接下来的 4 年时间里，我除了参与大学教学以外，主要任务就是师承学习，而学习的主要形式就是跟诊抄方。读研与师承不一样：读研的主要任务是完成学位课程与学位课题，追求创新；师承的主要任务是学师父的临床技能及相关学术，重在继承。我体会到 3 年读博是我的一次专业进阶，而 4 年师承是我在专业历程上的一次重要转折。师承以后，我的专业兴趣、思想观念和认识方法都发生了很大改变，这对我后来治学有很大影响。另外，4 年师承也是我人生道路上的一次重要转折。师承以后，我只想能像师父那样，做一名好医生，"上以疗君亲之疾，下以救贫贱之厄，中以保身长全，以养其生"，舍此以外，别无长求。

　　在近 4 年的师承时间里，我跟着师父看了大量的各种各样的病例，积累下大量的纸质处方。我把处方装在一个小纸箱里，时不时地拿出来，按病和症、按患者整理一番。整理医案，写跟诊笔记，这也是管理部门对各位继承人的要求。当时我就有一种想法，等到出师以后，有了时间，也有了能力，要编写并出版一本师父的医案。可是很不幸的是，在 2000 年秋天由大学校园搬家到马甸的过程中，那箱处方，还有几本相关图书，连同几本跟诊笔记，竟然不知去向。我焦急地在新屋里翻腾，返回旧房子去查看，一无所获。为此我在很长一段时间里悒悒不乐，每每想起都深感痛惜。这丢失的不只是珍贵资料，也破灭了我的一个心愿！

　　去年初春的一天，书院一位员工给我办公室搬来 4 箱资料，说是薛院长安排给我送过来的。我正诧异，薛兄跟着走了进来。薛兄说：傅老师，您不是要撰写刘老医案吗？您可以用这些病历啊！原来那满满的4箱资料，是刘老于1986～1991年在薛兄的医院出诊时的全部纸质病历。我明白了。我经常与薛兄聊天，这几年来，在大多数的日子里，我俩都是共进午餐；我俩总是一面用餐，一面交谈。应该是在某一次，我给薛兄讲过弄丢刘老处方、不能整理刘老医案的遗憾。说者无心，听者有意，于是就有了那天薛兄派人送资料上门。

行文至此，我要特别表达我对薛兄深深的敬意和谢忱！

当天下班以后，我没有离开办公室，我花了很长时间翻看那些病历。其中相当一大部分处方是薛兄抄的，那时薛兄一有空便去跟刘老抄方。有一部分处方是宝华大姐的手迹，宝华大姐是刘老的大女儿。还有一些处方是刘老亲笔书写的。我于1986年初开始做刘老的博士研究生，到1990年又开始跟他做继承；我跟刘老学习的时间，与这些处方的时间基本上是同一个时期的。所以虽然时隔30多年，我对病历中那些处方的内容十分熟悉，看起来十分亲切：小柴胡汤、苓桂术甘汤、越鞠丸、平胃散、泻心汤、甘露消毒丹、当归拈痛汤、加减木防己汤……病历上的很多处方都是刘老喜欢用的、常用的药方。这些药方后来也一直是我临床最喜欢用、最常用的药方。

在接下来的几天里，我反复思考如何整理并撰写刘老医案。这几年我主要在金方书院做中医教学与传承，我时常考虑的一个问题是如何教好，如何让学生学好。很多人都说，学中医的最有效途径就是跟师抄方。择一良师，用几年的时间扎扎实实地跟诊抄方，必定有成。可是并非所有人都重视抄方，而大多数人也没有机会跟名师抄方。

曾经有两名外地医生利用我的关系，到北京来跟刘老抄方过一段时间。其中一名医生回乡工作两年后，一次专程来北京看我。我俩一面小酌一面聊，聊了很多。他说他很感谢我：那么多的人想跟刘老抄方，因为有我帮助，他才获得了机会。他说跟刘老抄方以后，他的疗效提升了很多，业务进步很大。他带回去厚厚的两个抄本，在临床遇到难治病例时，常常就从两个抄本上查找办法，刘老的那些方法常常很管用。不过他也说他自己的学识有限，只知道照猫画虎，虽然用起来有效，但是常常不明白其中的道理。想起来他的那些话，再思考如何整理并撰写刘老医案，我立刻就有了思路。

整理并撰写刘老医案的目的是什么？是为了传播刘老的学术，为了中医传承，要让那些没有机会跟刘老学的人，通过本套丛书就能学刘老的学术。所以我整理编写刘老医案，应该做到这样两点：第一是呈现过程，第二是增加解说。所谓呈现过程，就是把刘老的诊治过程通过文字呈现出来，让读者在读刘老医案时，就好像在刘老的诊室跟诊抄方一样，有亲历其境的感受。所谓增加解说，就是为刘老对每一个病例的诊疗过程进行解说。一个病例，他是如何进行四诊的？他辨证的依据是什么？他拟定的是什么治法，用的是什么药方？他进行药味加减的道理是什么？我曾跟刘老抄方 7 年，仔细读过他的书，全面总结过他的学术，后来又独立做了 30 年临床，所以我能够也应该担任讲解。当读者感觉像在刘老诊室跟诊，同时还能听到一个声音在旁边解说，他们的收获应该会更多。

对医案的解说多被称为"按语"。我读过《临证指南医案》《吴鞠通医案》《名医类案》与《续名医类案》等，这些医案都没有按语，读起来总感觉缺一点什么。许叔微的《伤寒九十论》里有他的一些医案，他自述自按，对读者理解医案大有帮助。柳宝诒的《增评柳选四家医案》，余东扶的《古今医案按》，何廉臣的《全国名医医案类编》等都有按语，而且其按语既有讲解也有评说，给读者很好的引导、指点与启发。

为了突出"解说"的特点，我想用"刘渡舟医案解说"作为书名。不过我更喜欢"笺疏"一词，于是我用"笺疏"替换了"解说"。"笺"字是从李培生教授《柯氏伤寒论翼笺正》借来的，他是我的硕士研究生导师。笺也是注解的意思。疏指比"注"更进一步的注解。我对刘老的每一则医案都琢磨再三，来回注解，不厌其详，不厌其细，力求圆通，用这个"疏"字是比较恰当的。

祝谌予先生著有《祝选施今墨医案》，该书是金方书院的推荐必读图书。金方书院在学术上具有一个根基，两条主线。一个根基是华北国医学院学术，两条主线是施今墨、祝谌予学术与刘渡舟学术。医案是医家学术的最好体现。薛兄和我都认为应该让金方书院的学员读祝谌予医案，读刘渡舟医案。祝谌予老师是薛兄的师父，薛兄即将整理编撰祝谌予医案，也将采用《薛选祝谌予医案》的书名。有鉴于此，我遂决定在书名上再增加"傅选"二字，采用《傅选刘渡舟医案笺疏》的书名。

在此我要特别感谢我的学生宋佳、张林、张强、潘中艺、马浔和秦空，辛苦他们 6 位花费大量时间将病历文字录为电子文档。

是为序。

杏园菊翁　傅延龄

甲辰夏于金方书院

整理编著说明

一、关于病例选择

本套丛书全部医案皆从刘渡舟老师 1986～1991 年在北京杏园金方国医医院诊治的病历中选择，共 505 则，为了能够全面、客观反映刘老在那一时期看诊的真实临床情况，反映其诊治习惯和规律，疗效显著的医案、无疗效记录的医案，以及疗效不显的病案皆有选取。

本套丛书在病种上不做特别选择，其中肝病、咳喘、肢体疼痛、心病及消化系统病证的医案较多，发热医案很少，以便秘为主诉的医案很少。

绝大多数病历都是由医助记录，其中也有少数脉案是由刘老亲笔书写。

二、关于内容划分

本套丛书按各病例的主要病患划分小节，并以该病证名称为标题，如头痛、心悸、纳差等。

然而有许多病例的病证是复杂的，有两种或多种主要病证，难以分别其主次，很难划入某一个小节。对于这种情况，本套丛书即依据病历中写明的治法或所用处方，确定刘老按何病治疗，并划入相应的小节。如有一例"腰腹疼痛，大便黏腻，脘痞，里急后重，便下赤白，脉弦"，处方以古治利名方大归芍汤为基本方，作腹泻治之，本套丛书则编入"腹泻"小节。又如有一例中年女性"心悸，胸闷，近咳喘，大便尚调，口干，某院诊断为冠心病，脉浮弦"，处方以桑杏汤合黛蛤散为基本方，作咳喘治之，本套丛书则将其编入"咳喘"一节。

有些病例的主要病患不是一个病证，而是密切相关的两个病证，如咳嗽和哮喘见于同一个病例，划入咳嗽或划入哮喘都不合适，于是本套丛书采用合二为一的处理办法，立"咳喘"一节，将既咳且喘的医案，以及但见咳嗽，或但见哮喘的医案全部划入该节。又如眩晕和昏冒见于同一个病例，划入眩晕或划入昏冒都不合适，于是也合而为一，取《金匮要略》的名称，立"眩冒"一节，将既见眩晕也见昏冒，以及但见眩晕或但见昏冒的医案全部划入该节。此外"噫哕"一节也属于这种处理。

有一些病例，其主要病患发生在身体的同一个部位或同一个器官，且该部位或该器官有不止一种病证，如耳鸣、耳聋等。考虑到这类病例的总数不多，如果细分之便会显得很零碎，于是本套丛书将这类医案合并为一节，以该部位或该器官名为小节的名称，如"耳鼻""咽喉""胁肋"。

本套丛书对身体疼痛一类病证的划分，考虑身体这个词指头颅和内脏以外的体表组织，包括腰股、肩背、四肢及手足，所以把以这些部位疼痛的病例全部划入"身体疼痛"。由于胁肋这个部位常被赋予肝胆病变的属性，具有较强的特殊性，所以本套丛书仍然别立"胁肋"一节。

对于难以按照传统病证划分的病历，本套丛书径直采用西医疾病名称进行分节，如"心脏病""肝炎""肝硬化"等。

三、关于文字处理

为了尽最大可能还原刘老当年门诊的基本状况，本套丛书对原始病历里面的文字，除了对其中存在的少数错别字进行改正，将用于计数的汉字改为阿拉伯数字，如将"六付"改为"6剂"等，此外一概不做修改。

为了客观呈现刘老当时的检查和思维顺序，本套丛书对原始病历中的病情记述也不做改动，如有的病历先记主诉及相关症状，后记舌脉；有的病历先记脉象，后写主诉及相关症状。凡此种种，本套丛书皆一任其旧，不搞规范化处理。本套丛书不是中医医案书写规范示范。

本套丛书对处方中的药名顺序也不改动，即使原貌显得"无条理""无逻辑"。

原始病历处方中常有不规范药名，如云苓、土元、元胡、大金钱草、四川大金钱草等，考虑到都是大家熟悉的常用别名，本套丛书亦不做修改。如此处理，处方显得生动且真实；虽然我提倡中医师在临床处方时应该采用规范的中药名称。

本套丛书处方几乎全部为汤剂，多数为日服1剂，少数注明为"间日1剂"。至于日服次数、单次服量方面的说明，原始病历皆无记录。

四、关于笺疏

"临床首在识证。"识证指辨识病证，识证即已明理。故本套丛书笺疏的首要任务是分析病情，指点每一病例及每一诊次的辨证结果和辨证依据，追溯其辨证过程，分析病机。中医临床诊疗过程的 4 个基本环节是理法方药。理指的就是病机。辨证明确之后，相应的治法便不难理解。接下来的任务是方药。一个治法，常常可以采用不同的处方去落实，而不同的医生有不同的经验，有他所习惯应用，且往往也是他擅长应用的方药。所以本套丛书亦把对方药的笺疏作为重点，所用何方，所合何方，何以加减，解释不厌其细，不厌其繁，且间有发挥。

笺疏为本套丛书的一大特点，亦为笔者最着力部分。

五、关于附篇

附篇《刘渡舟教授学术思想及临床经验选要》是我在第一届全国名老中医药专家学术经验继承工作中，作为刘渡舟老师的学术继承人，于 1994 年完成 3 年师承学习时向北京中医药大学上交的跟师总结报告。我认为这篇长文对于读懂刘老医案，理解刘老的学术思想，学习他的临床经验是很有帮助的。于是我对这篇文章进行了个别的文字修改之后，将它附于《傅选刘渡舟医案笺疏 3》书末。我们也可以把这篇文章视为本套丛书的一篇总结。

目　录

感　冒

孙某，女，61岁。1989年7月28日，初诊：

全身乏力，肢体疼痛，头昏冒不适。大便干结。冠心病史。舌淡，苔白厚，脉细无力。证属风寒外感，治先疏风散寒。

苏梗 10g	桑枝 30g	桑叶 10g	桔梗 10g
羌独活各 10g	细辛 3g	藁本 15g	蔓荆子 15g
白芷 10g	生姜 5 片		

6剂，水煎服。

【笺疏】感冒既有可能以呼吸道症状为主要表现，亦常见以乏力、肢体疼痛或酸楚不适、头昏冒为主要表现。本案主诉为全身乏力、肢体疼痛，师父断为"风寒外感"。风寒外感的辨别依据是什么？从病历记载看，只有舌淡、苔白两项指征最为明确。笔者认为在此二项指征之外，一定并无任何热证，面无热色，或者也可能面部显现或轻或重的寒色，如此方可确定为风寒外感。当然，本案病历还漏记了病程这样一项关键信息。从案中记载"治先疏风散寒"6个字来看，本例应该属于新起之病，其乏力、身痛、昏冒不过数日。如果其病已经年累月，那还未可断言风寒外感。因为在风寒外感之外，也存在寒湿内生、外浸肢体的可能。另外，本病例还有两个疑点：一个是大便干结，一个是脉细无力。大便干结多为热结，而本案并不辨为热结，也不因为大便干结而诊断为风热外感。我认为这主要是因为其色、舌与脉象并无热证。脉细无力一般反映气血虚弱、正气不足。而本案处方是一派疏风散寒之品，并不用补虚药物。之所以如此，我料患者之形象一定是形气俱实的特征。须知脉细无力并非皆由正气不足，湿阻气血也可导致脉细无力。

本案虽然只言风寒外感，未言湿邪，但祛湿也是处方的一个重点。苔厚乃湿邪的特征。湿胜者，首如裹。湿胜者多见身体沉重，而身体沉重的感觉也会被患者诉说为身体乏力。处方用羌活、独活、苏梗、苏叶、白芷、藁本、蔓荆子辛温发散，疏风散寒，祛湿止痛，其中有治风寒湿痹阻所致身体疼痛之经典名方羌活胜湿汤的身影。方中桑枝的用量较大，为30g。桑枝甘辛、平，具有祛风胜湿、疏通经络的功能，常用于治疗风湿痹痛、中风半身不遂、肢体麻木、水肿、皮肤瘙痒等症，用量宜大不宜小。生姜用量仅5片。当年师父用生姜常以"片"计，其1片约计为1g。不过我认为对于风寒湿痹阻所致身体疼痛的治疗，5g生姜的用量似略嫌过小。薛钜夫师兄临床用生姜亦常以"片"计。一次笔者问其具体重量，薛兄答曰可以按4g计。虽然生姜兼具食物性质，我认为在处方上还是以采用标准计量单位"g"计量为宜。

刘某，男，60岁。住昌平羊坊。1988年12月26日，初诊：

恶寒，发热，咳嗽，痰白，胸闷，二便调。病已10余日。脉微浮，舌苔白。

| 桂枝 10g | 白芍 10g | 生姜 10g | 大枣 7 枚 |
| 炙草 6g | 麻黄 3g | 杏仁 10g | 厚朴 12g |

5剂，水煎服。

【笺疏】疾病初起，恶寒与发热并见，二便自调，其脉微浮，基本上可以判定病在肺卫。胸闷有痰者，肺气失宣故也。痰白、苔白，说明病邪非热，宜从寒治。若患者形气俱实，可选用小青龙汤。若患者形气不足，那就宜用桂枝加厚朴杏子汤。从病历记载的脉证难以看出患者形气之虚实，然从处方用桂枝加厚朴杏子汤，再加麻黄，且麻黄的用量很小来看，则形气不足而表实无汗的可能性很大。桂枝汤开鬼门、开皮肤的力量很柔和，宜于风寒在表、营卫不足且表虚不固的病证。所以如果皮肤腠理闭而不开，无汗，那就可以另加适量麻黄发表。

此案还带给我们两个思考：其一，按照《伤寒论》，桂枝加厚朴杏子汤治喘。如果患者咳而不喘，该方是否适用？其二，谚云"无汗不可用桂枝，有汗不可用麻黄"。这句话容易让读者将桂枝汤与麻黄汤截然对立起来，仿佛麻桂不两立，虚实不相容。这样一种观点是片面的、极端的。我们知道在《伤寒论》中，桂枝汤与麻黄汤是可以合方应用的，桂枝麻黄各半汤、桂枝二麻黄一汤是也。桂麻各半汤证无汗，亦未曾出汗；桂枝二麻黄一汤证有大汗出的经过。如果按"无汗不可用桂枝，有汗不可用麻黄"的教条，此二证该如何投方？《伤寒论》将桂枝汤与麻黄汤合用，就示人以临床应用的灵活性。本案处方用桂枝加厚朴杏子汤再加麻黄，也具备了麻黄汤与桂枝汤合方的药味组成。由此可见，师父他熟知如何应用麻黄、桂枝，如何应用麻黄汤和桂枝汤。

李某，女，23岁。住密云不老屯。1989年4月14日，初诊：

四肢疼痛半年余。经常头晕、头痛，素日多汗，易感冒，反复发作。苔白，舌质淡嫩，脉滑微数。证属风寒外感，治宜散风透邪。

桑枝 20g	桑叶 10g	藁本 10g	蔓荆子 10g
白芷 10g	细辛 3g	苏梗 10g	连翘 10g
生姜 5 片			

7剂，水煎服。

1989年4月24日，二诊：

双上下肢关节疼，尿时黄，白带多，口苦，心烦，胸闷，舌红，苔白，脉沉弦。

生石膏 30g	桂枝 12g	海桐皮 12g	片姜黄 12g
葛根 12g	防己 12g	杏仁 10g	通草 10g
滑石 12g	薏米 30g	苍术 10g	白术 10g
桑枝 12g	红花 10g		

7剂，水煎服。

1989年5月8日，三诊：

左侧上下肢骨缝发凉，舌红，苔白。

麻黄 5g	杏仁 10g	薏米 15g	炙草 3g

4剂，水煎服。

【笺疏】本案初诊时四肢疼痛半年。四肢属表，其病在表。患者经常感冒，多汗，头痛，此皆为表证。头晕既常见于内伤杂病，亦可见于外感，如少阳病见目眩是也。由此可见，本案病证属于表证。舌苔白，舌淡嫩，而不是舌红、苔黄，此提示本证的病因为风寒。所以师父断曰："证属风寒外感，治宜散风透邪。"肢体疼痛是本案的主症，故处方重用桑枝20g散寒通络而止肢体疼痛；用藁本、蔓荆子、白芷、细辛疏风散寒而止头痛，并以桑叶、苏梗、连翘、生姜增强疏风散寒之力。

二诊时四肢疼痛未见缓解，且出现若干热象：口苦，心烦，尿黄，舌红。这说明风寒在药物的作用下化为热邪，或者初诊时所见到的舌苔白、舌淡嫩其实并非寒象，而是湿邪郁阻的表现。而初诊时的脉滑微数正是内热的显露。胸闷、白带多者，水湿也。故治疗方向应该相应改变，宜用清热除湿、蠲痹止痛之法。处方以加减木防己汤为基础方，加海桐皮、葛根、红花、白术、片姜黄诸物，以加强清热除湿、蠲痹止痛的药力。在此我们可以看出先生不固执、不拘泥的灵活性，以及见寒治寒、见热治热、随证治之的原则性。

笔者在长期的临床实践中观察到，如今临床所见痹证以湿热证居多，寒证占比较少。在湿热痹证，水湿常常有掩盖热邪的现象，医生对此应该予以足够注意。

三诊时四肢疼痛好转，但患者感到骨缝发凉。这说明热去湿存，不宜再用寒凉。故师父转方用治风湿在表的麻杏苡甘汤。邪气已微，故处方药味甚少，且用量较小。病退药退，这是临床通常的做法。

安某，男，30岁。1989年12月11日，初诊：

心慌，口干欲饮，近日感冒，咳嗽，流涕，二便调，眠少，舌红，苔薄白。

桂枝 10g	白芍 10g	生姜 6g	炙甘草 10g
桔梗 10g	生地 10g	丹参 15g	麦冬 12g
沙参 10g	大枣 5 枚		

7 剂。

1989年12月18日，二诊：

心慌，一月发作两次。眠少，二便调。苔白，脉弦。

| 茯苓 30g | 桂枝 10g | 白术 10g | 炙甘草 10g |
| 丹参 12g | 沙参 10g | | |

7 剂。

【笺疏】本案患者以心慌为主诉。由于近日感冒，故师父用小建中汤治之。我之所以将本案编入感冒是别有用心的。心慌用小建中汤，用炙甘草汤，人皆知之。然而对于感冒的治疗，有时也可能需要用小建中汤、用炙甘草汤，这容易被人们忽略。《伤寒论》第102条云："伤寒二三日，心中悸而烦者，小建中汤主之。"桂枝汤亦寓小建中汤意，我们不必因为处方中的芍药与桂枝等量，而认为它与小建中汤相距很远。要知道书本上的、配方上的量是固定的，而临床用量应该是灵活的；要随证定量。处方加生地黄、麦冬，此为合用治疗"心动悸、脉结代"的炙甘草汤之意。用炙甘草汤，去麻仁、阿胶不用，其理由有二：一是因为患者二便自调，二是因为患者尚有感冒流涕等表邪症状。人们都知道治感冒应该以疏散表邪为主，倘若患者是里虚之人，那就应该兼扶正气。丹参养血活血，沙参益气养阴，共同加强处方的扶正之力。此二物代替炙甘草汤原方的人参。按照我的经验，此处沙参最好用南沙参；因为南沙参是桔梗科植物，在益气的同时，尚具有清热祛邪的功能。老年人、体弱者、气虚有寒者，如果正虚特征显著，形气不足，不妨径用人参。如果正气虚衰的情况不很严重，那就用党参即可。党参为桔梗科植物，与五加科植物人参相比，虽然其益气功力逊色许多，但性质却是比较平和。处方加用一味桔梗，也是因为本案病例毕竟感冒外邪，呼吸道存在外入的邪气。从小建中汤的角度看，炙甘草用量稍大；从炙甘草汤的角度看，生地黄的用量较小，这都反映师父的在药物用量上的权衡。

二诊转方用苓桂术甘汤加丹参、沙参，专治心悸。师父治心脏病之气虚有寒者，善用以苓桂术甘汤为基本方的苓桂剂。苓桂术甘汤加丹参、沙参、太子参为师父自创的"苓桂三参汤"。他的苓桂三参汤之"三参"有三个版本，或者说由两种药物组成：其一是党参、太子参、沙参，其二是党参、丹参、沙参，其三是党参、太子参、沙参。我注意到他的临床应用事实是"四参选三"，即于党参、太子参、沙参、丹参四参之中选三味。"随证治之"是临床应该遵循的原则；根据具体病情选用药物也是随证治之原则的体现。在临床上，师父还有可能四参选三，或四参选二。苓桂三参汤的苓、桂、术、甘四味是相对固定的，不过此四味也偶尔随具体病例的实际病情而改变。

张某，男，47 岁。住回民营。1989 年 9 月 1 日，初诊：

外感十余日，头晕，头痛，恶寒，周身酸懒无力，纳不香。舌淡苔白，脉缓。风寒外感。

藿香 10g	苏梗 10g	羌活 10g	白芷 10g
藁本 10g	蔓荆子 15g	细辛 3g	菊花 10g
生姜 5 片			

6 剂，水煎服。

【笺疏】外感十余日，头痛，恶寒，周身酸懒无力，此皆为表证。头晕既常见于内伤杂病，亦可见于外感疾病，如少阳病见目眩是也。所以此时的纳谷不香并非邪气入里所致，而是邪郁于外，引起胃失和降，这与《伤寒论》太阳伤寒之呕逆的机制相似。舌淡苔白，脉缓，显示是风寒表证。周身酸懒无力，纳谷不馨，应该是兼有湿邪。故治以疏风散寒，兼以化湿之法，处方似从藿香正气散、羌活胜湿汤化裁而来。时在 9 月，秋气当令，故方中添用一味菊花，以清利头目而止眩晕。

白某，女，27 岁。住南法信。1989 年 9 月 1 日，初诊：

低热恶寒三四日，少腹痛两天，月经淋沥，量不多，腰酸痛，大便干，尿频，时有膀胱刺激症状。形瘦，颜面苍黄。膀胱炎，附件炎。舌淡苔白，脉细。

治先疏风散寒。

柴胡 10g	荆芥 10g	苏梗 10g	桔梗 10g
白芷 10g	细辛 3g	元胡 15g	川乌 10g^{先煎}
干姜 6g	香附 10g		

6剂，水煎服。

【笺疏】低热恶寒三四日，此为新感外邪所致。原案曰"治先疏风散寒"，说明师父断其病因为风寒。风寒的辨别依据是什么？从病历文字看，只有舌淡、苔白二项指征最为明确；颜面苍黄也具有一定的辨证价值。苍者青也，面色青者为寒，面色黄者无热。此外无任何一项可以作为风寒的特异性诊断指标。所以笔者推定师父采用的是反证法：既然未见热性现象，那就可能是寒证。更何况还见有舌淡、苔白，以及面色苍黄，这三个特征高度提示风寒外感。

在发热恶寒的风寒表证之外，本案病例还有由外邪引发的少腹疼痛；加之经水适来，经血淋沥，经量不多，这些情况都说明表寒已经影响到了血室。经血淋沥，经量不多，这样的症状既有可能是由寒邪凝涩血液导致，也有可能是由于血室空虚导致。从常理上看，经水适来之际，总是血室空虚之时。患者形瘦，颜面苍黄，脉细，由此可以判断其身体处于血室空虚、气血不足的状态。当此之时，似乎应该按照《伤寒论》的方法，投小柴胡汤，或者像后世医家那样，用小柴胡汤合四物汤一面疏解外邪，一面养血和血。小柴胡汤合四物汤名"柴胡四物汤"。似乎也可以采用《医宗金鉴·妇科心法要诀》的方法，表实者用麻黄四物汤，表虚者用桂枝四物汤，阳明里实者用玉烛散。师父对《医宗金鉴》的这些方法烂熟于心，但他遵循先表后里的原则，先治其表，暂缓治里。师父治病从来都是把握主要目标，遵循先后次第原则，不欲处方杂乱。

本案病例的里证还有大便干，由膀胱炎引起的尿频等膀胱刺激症状。大便干一般多认为属于阳明燥热，治之宜清泻阳明、润燥通便；膀胱炎一般多认为属于下焦膀胱湿热，治之宜清热祛湿、利尿通淋。但本案处方既未用通便药物，也未用清热利尿药物，反而用了川乌、香附等温热散寒药。之所以如此处方，是因为本案病例并不见热结或湿热现象。见寒治寒，无热不治热，这很好理解。

乌头一物，师父在临床应用并不多。整理此案时，一开始我以为处方用的是川芎，仔细核对后明确是川乌。本案处方之所以用乌头，目的主要是治疗腹痛、腰痛。对于本案处方用乌头的理解，可以参考《金匮要略》附方《外台秘要》乌头汤的功效主治："治寒疝腹中绞痛，贼风入攻五脏，拘急，不得转侧，发作有时，使人阴缩，手足厥逆。"不过乌头汤在乌头以外，还有麻黄、芍药、黄芪、炙甘草四味。其实膀胱炎也有属于阳虚寒凝者，也可以用含有附子或乌头的药方治疗，看《金匮要略》肾气丸、瓜蒌瞿麦丸的应用，即可明白这一道理。

蔡某，女，40岁。1987年4月13日。初诊：

咳喘八年余，近来加重，痰白量多，胸闷，口干喜热饮，月经不调，大便尚调。舌红。

桑叶 10g	桑皮 6g	杏仁 10g	瓜蒌皮 12g
杷叶 12g	沙参 15g	玉竹 12g	浙贝 12g
海蛤壳 12g	青黛 3g ^{包煎}	甜梨皮两个 ^{自备}	

6剂，水煎服。

【笺疏】咳喘多年，痰多，胸闷，这显然是由气道被痰饮堵塞、呼吸之气不通畅导致。气道里的痰饮常与无形之热，或无形之寒，或燥邪结合，而成为复合型病因的痰热、寒痰或燥痰。本案病例舌红，提示为痰热。口干，喜热饮，提示同时兼有燥邪。痰色白，而非黄痰，这有两种可能：其一，热气并不重，故痰色尚未变为黄色。其二，即使内热较重，也不一定都会在痰色上反映出来。要知道身体里的病变，不会整齐划一地、完全一致性地反映到色、舌和脉，这是临床医生，尤其是接受了较多的课堂规范化知识教学，走上临床不久的青年医生们最需要注意的事实。痰热兼燥邪阻碍气道，故处方以桑杏汤合黛蛤散化裁，清化痰热，润燥理肺。加瓜蒌皮、桑白皮、枇杷叶化痰肃肺，更加玉竹润燥。先治气分病变；如果随后还要求治月经不调，那就再治血分。本案病例痰多，处方仍然用润燥药物，痰色白，仍然用清热药物，如此用药是有参考价值的。

赵某，男，68岁。1989年7月31日，初诊：

气喘数月，痰多，少气，动则更甚。脉弦而浮，按之无力，舌苔水滑。心胸阳虚，水寒上逆，肺不肃降而作喘。

| 桂枝 12g | 炙草 10g | 细辛 1.5g | 杏仁 10g |
| 干姜 4g | 党参 10g | 茯苓 30g | 五味子 6g |

7剂，水煎服。

1989 年 8 月 14 日，二诊：

服药后喘势见轻。

茯苓 30g	桂枝 15g	五味子 10g	炙甘草 10g
干姜 6g	党参 10g		

7 剂，水煎服。

【笺疏】气喘数月，痰多，少气，动则更甚。由于痰多，故知呼吸道及肺被痰饮阻塞。老人多虚；患者年近七旬，所以应该也存在一定程度的肺气虚弱。此时脉象对于评价正虚邪实孰重孰轻具有较大价值。如果脉滑有力，那就说明以邪实为主。本案病例脉弦而浮，按之无力，这显示肺气虚弱比较突出。舌苔水滑是本案病例辨证的关键点。按照师父的认识，舌苔水滑是水气上冲的特异性舌象。肾主水，心主火；水为阴，火为阳。在心阳充足的情况下，下焦肾水不会偏寒。如果心阳不足，不能下达于肾，不能温暖下元，则下焦水寒之气便会增多，甚至超越常度。下焦水寒之气超越常度之后，即有可能向上冲逆，冲逆于心下，冲逆于心胸，冲逆于喉咽，甚至冲逆于头面耳目。这就是师父所谓的"水气上冲"。水气上冲，舌苔亦会随之呈现水滑的特征。故本案据此作出辨证结果为"心胸阳虚，水寒上逆，肺不肃降而作喘"。师父把经方苓桂剂作为治疗水气上冲的基本药方。本案处方所用者为苓桂味甘汤，用茯苓、桂枝化气行水，平冲降逆；用五味子、炙甘草、干姜、细辛、杏仁辛散水饮，收敛肺气而治咳喘。加党参补益肺气。服药后喘势见轻，效不易法，故二诊从上方进退，仍以苓桂味甘汤为基本方。上方去细辛、杏仁者，以咳喘已减，病减则药减。稍稍增大桂枝、干姜、五味子的用量，其目的是增强温肺化饮及敛肺的药力。

梁某，男，1 岁 9 个月。1988 年 11 月 7 日，初诊：

咳嗽两天，息粗，发热无汗。有哮喘史。舌淡，舌尖红，苔白，脉细数。证属风寒外感，有化热之象。

苏梗 10g	桔梗 10g	细辛 3g	白芷 7g
桑叶 10g	菊花 6g	百部 10g	白前 10g
生姜 5 片			

4 剂。

【笺疏】外感风寒犯肺，咳嗽息粗，发热无汗，舌淡苔白。舌尖红、脉细数，这显示有化热趋势。处方用苏梗、细辛、白芷、百部、白前、生姜辛温宣肺，散寒止咳，其中百部、白前二物可以认为自程钟龄止嗽散借来。由于有化热之象，故处方另从吴鞠通治疗上焦风热的辛凉轻剂桑菊饮中借来桑叶、菊花，以辛凉疏风宣肺，并预防风寒化热。

陶某，女，70 岁。1987 年 3 月 9 日，初诊：

干咳少痰，口黏且干，胸闷脘痞。

生石膏 12g	滑石 12g	寒水石 10g	双花 10g
竹叶 10g	甘草 6g	云苓 15g	桂枝 9g
桑皮 9g	大腹皮 9g		

6 剂，水煎服。

1987 年 4 月 6 日，二诊：

服上方有效，咳嗽已减。夜寐不安，心悸，肢节作痛。脉弦数兼滑，舌质暗，苔白腻。风寒阻络，血不养心。

麻黄 3g	杏仁 10g	薏仁米 12g	甘草 10g
当归 6g	防风 6g	川羌活 10g	红花 6g
炒枣仁 10g	麦冬 10g		

5 剂，水煎服。

【笺疏】本案病历文字记载不多。笔者在笺疏时，必须以本案处方及笔者对师父临床用药习惯的了解，进行必要的补充。处方以桂苓甘露饮（药物组成为五苓散加生石膏、滑石、寒水石）为基本方。该方的主要功能是化气行水，清热除湿，主治水湿热邪停蓄于膀胱、胃肠或心肺引起的病证，临床表现具有舌红苔腻、口干口渴、小便不利、胸脘痞闷等特征。本案病例以干咳为主诉。一般人治咳嗽多用宣肺方法，常常用桔梗、甘草、荆芥、前胡、紫菀、百部、陈皮、半夏等物，一看就知道是治咳嗽的处方。而本案处方，如果不说明是用于治咳，读者很可能不会想到是为了治咳。肺为水之上源，能通调水道，下输膀胱。故肺脏不仅多痰饮为病，也常常多水饮致病。临床观察表明，胸脘痞闷这个症状多由于湿邪阻塞。本案病例口干口黏，胸脘痞闷；依据二诊病历文字，还当有苔腻、肢节疼痛、脉弦滑数的脉症，可见水湿热特征是很明显的。故师父用桂苓甘露饮为基本方，以清除伤及肺脏的水湿热邪。处方虽然没有用白术、泽泻、猪苓，但是也添加了桑白皮、大腹皮、竹叶，从而保证了利尿祛湿的药力。加金银花、生甘草，目的是以利咽止咳。

服药 6 剂，咳嗽减轻。检查得知患者夜寐不安，心悸，肢节作痛，脉弦数兼滑，舌质暗，苔白腻。二诊辨证结果为"风寒阻络，血不养心"。由于初诊的病因诊断为水湿热，二诊时又切得脉弦数兼滑，"风寒阻络"的辨证结果就令人有一些不好理解。笔者以为舌象是此时辨证的重要依据。苔白为寒，舌质暗而不红非热。热则血管扩张，舌色当红。寒则血脉收缩、凝涩，故舌色暗。未知其面色；不过笔者揣度患者的面色或许带有寒气。就诊时在阳历 3 月 9 日，尚处于寒冷时节，这也可以作为受风寒的一个参考依据。肢节疼痛对于诊断风寒也有参考价值。故处方用麻杏苡甘汤为基本方，加防风、羌活之辛温，以祛风散寒，胜湿止痛。舌质暗，故另加红花活血通络。心悸，夜不安寐，师父判断为血不养心，故另加炒枣仁、当归以养血安神。

菅某，男，成年。1989 年 4 月 24 日，初诊：

咳嗽兼喘，痰白，大便稀溏。舌红苔黄。太阳经风寒，营卫不和兼肺气郁。

桂枝加厚朴杏子汤

7 剂，水煎服。

【笺疏】咳嗽兼喘，痰白，毫无疑问这是由于肺气闭郁所致。处方投《伤寒论》治疗太阳营卫不和、肺气闭郁的桂枝加厚朴杏子汤，用的是辛温散寒、宣肺理气、调和营卫之法。那么这里就有了一个疑点：诊断太阳经风寒的依据是什么？何以见得是营卫不和？病历记载的临床表现还有大便稀溏，舌红苔黄。大便稀溏一症并无太多特异性，既有可能属于寒，也有可能属于热。舌红苔黄是热性病变最常见的一般性特征。痰色白多属于寒，但也不能完全排除属于热的可能。如果仅仅以病历文字为凭，而不考虑其他因素，那么本案处方完全可以用麻杏石甘汤为基本方。或者再合用葛根芩连汤，清热宣肺，止咳平喘，似乎并无不可。本案既然用桂枝加厚朴杏子汤，且明确指出其病属于"太阳经风寒，营卫不和兼肺气郁"，那师父肯定是有他的道理的。以跟随师父多年的经历，笔者以为他的主要诊断依据是形色和脉象，如形不足，面色虚寒，手不温，脉缓弱等。在具备这四方面信息的情况下，大便稀溏、痰白即与脾肺寒饮相关。舌红苔黄只是病变之标。本案处方未写各药味的用量，笔者以为由于大便溏，故芍药用量不宜大，甘草、生姜的用量宜稍大，或用干姜代替生姜，或同时用干姜，乃至于加半夏亦有可能。顺便说一句，本案之所以诊断为太阳经风寒，是不是考虑到气候因素的影响也难说。本案发生在阳历 4 月末，虽然已是暮春，天气已经暖和，但在北方也不排除暮春还寒，患者骤然受寒亦有可能。

刘某，女，30 岁。1986 年 12 月 8 日，初诊：

脉浮弦，咳嗽有痰。风饮之证。

炙麻黄 3g	桂枝 6g	杏仁 10g	半夏 12g
生姜 10g	陈皮 10g	苏叶 6g	前胡 9g
枳壳 6g	香附 9g	葛根 9g	木香 9g
苏子 6g			

6剂，水煎服。

【笺疏】咳嗽有痰，脉浮而弦。浮主风，弦主饮，故断曰"风饮之证"。处方用师父习惯应用的杏苏散合经方麻黄汤化裁，另加香附、木香、葛根，未用甘草。杏苏散与麻黄汤都是辛温宣肺之剂，不仅能疏风，也能散寒。而且既然用杏苏散，复合麻黄汤，发散风寒的用意很明显，则本案病例一定具有舌苔白、面无热、痰色白、形气不虚的特点。且由于处方另外还加有香附、木香两味辛香行气之品，而不用甘草之和缓，故可以推断本案病例可能还有胸闷或脘痞、腹胀、纳差等症状。

郭某，男，36岁。1987年5月4日，初诊：
咳嗽、咯血，支气管扩张。脉弦。木火刑金。

海蛤壳 15g	青黛 10g^{包煎}	黄芩 6g	黄连 6g
大黄 1g	白茅根 30g	玄参 10g	生地 10g

6剂，水煎服。

【笺疏】支气管扩张咳嗽、咯血，原案确定其病机为"木火刑金"，即肝火上炎，灼伤肺脏，导致肺脏络脉损伤，血液外溢，故出现咳嗽、咯血。故处方用黛蛤散合《金匮要略》泻心汤，加白茅根、玄参、生地黄清热凉血。黛蛤散的药物组成为青黛、海蛤粉，具有清肝泻肺、降逆化痰功能，常用于肝肺实热、咳嗽、吐衄、头晕、耳鸣等症的治疗。泻心汤的药物组成为黄芩、黄连、大黄，故亦名"三黄泻心汤"，具有清热泻火、凉血止血功能，常用于各种实热火证的治疗。《金匮要略》用于治疗"心气不足，吐衄"。此处所谓心气不足，其意思是，因为吐血、衄血，则有亡血。既然亡血，则依附于有形之血的气也随之消散，故而出现心气虚弱的病变，患者感觉心悸、气短等，这是心气不足的表现。由于心气不足是继发的，是一过性的，所以并不需要补气，只需要治疗引起心气不足的病因，即清热泻火、凉血止血即可。火清血止，心气自可迅速恢复。本案处方既用黛蛤散，复用泻心汤，而且还添加3味清热凉血之品，以确保清肝泻肺、凉血止血的药力。不过本案文字过于简单，没有写明木火刑金的诊断依据，以及火证的诊断依据。脉弦对于本案诊断木火刑金有一定的价值。肝肺实火的常见表现有舌红苔黄、面赤目赤、口渴心烦、咽干口燥、尿赤、肤热等，我揣度本案病例应该见有若干这样的征象。

不过话说回来，即使本案病例的火象不明显，也可以用本案处方清泻肝肺、凉血止血。明·方广《丹溪心法附余》说，对于出血，"治法初用止血，以塞其流；中用清热凉血，以澄其源；末用补血，以复其旧。若只塞其流，不澄其源，则滔天之势不能遏。若只澄其源，而不复其旧，则孤阳之浮无以止。不可不审也"。塞其流乃急则治标之法。先止住出血，尔后再议针对出血原因的治疗。后面还应该养血益气，或滋阴养血，以复其旧。

金某，男，8岁，住回民营。1989年6月12日，初诊：
夜间顿咳颇剧，脉浮，舌白水滑，舌色微紫。风寒客肺，治以辛开。

麻黄 3g	桂枝 5g	杏仁 9g	炙甘草 3g
干姜 4g	半夏 6g	陈皮 6g	苏梗 6g

6剂，水煎服。

【笺疏】咳嗽有外感内伤之别，新起之急性咳嗽多为外感。脉浮者肺也，邪在表也。对外感咳嗽要区分寒、热、湿、燥。本案苔白水滑，此非热、非燥，乃是寒饮。舌色微紫也是寒凝之象。故师父断曰"风寒客肺"，采用辛开温宣的治法。处方用麻黄汤宣肺散寒，加干姜、半夏散寒化饮。经方常用半夏、细辛、干姜、五味子散寒化饮治咳，此四物可以称为"经方治咳四味"。本处方但用姜、夏二物，未用五味子、细辛。我觉得五味子、细辛未必不可用。处方另加陈皮、苏梗，以加强散寒化饮之力。患者为8岁小儿，故诸药用量较小。

霍某，女，1岁4个月。住密云。1988年7月11日，初诊：
近一个月来咳嗽、喘息。纳可，二便正常。儿童医院诊断"先天性心脏病"。

杏仁 6g	薏米 10g	云苓 15g	桂枝 5g
半夏 10g	橘红 10g		

6剂，水煎服。

1988年7月18日，二诊：

苏子 5g	橘红 5g	半夏 10g	前胡 6g
厚朴 10g	当归 6g	桂枝 2g	炙草 3g
生姜 3g			

6剂，水煎服。

【笺疏】本案患者为一先天性心脏病患儿，主要病证为咳喘。先天性心脏病的西医诊断对咳喘的辨证具有一定的参考价值。按照师父的经验，先天性心脏病常见水气上冲病变。若水气上冲于肺，即可能引起咳嗽、喘息。治之宜用苓桂剂补益心脾，利水降冲。在只见有咳喘，饮食、二便正常，不见其他症状的时候，可以依据先天性心脏病的病史，辨证为水气上冲。当然，若要确定为水气上冲，最好不要有舌红、面热、恶热、手足四肢热、尿黄、大便硬、脉浮洪等脉症。本案处方用苓桂杏苡汤，并加半夏、陈皮二陈温化痰饮。苓桂杏苡汤是师父自创的一张药方，该方熔苓桂术甘汤和《金匮要略》治疗湿病的麻杏苡甘汤为一炉。茯苓、桂枝温阳化气行水，降下水逆。杏仁、薏苡仁除胸肺湿邪。杏仁、薏苡仁也是治湿热名方三仁汤的两味主药。

二诊病历没有记载脉症。从处方用治喘名方苏子降气汤来看，应该是喘咳未得到有效控制，故师父转方用治喘经典名方苏子降气汤。苏子降气汤出自《太平惠民和剂局方》。按原著所言，该方能"治男、女虚阳上攻，气不升降，上盛下虚，膈壅痰多，咽喉不利，咳嗽，目昏眩，腰疼脚弱，肢体倦怠，腹肚疗刺，冷热气泻，大便风秘，涩滞不通，妨饮食"。其方用苏子、半夏各二两半、当归两半、甘草二两、前胡、厚朴各一两，肉桂一两半，陈皮一两半。诸药粉碎为末，每取二大钱，用水一盏半，加生姜二片、大枣一枚，紫苏叶五片，煎至八分，去滓热服。这里有几点我需要做一个简要说明。其一，原文"气不升降"是喘息的发生机制，即肺气壅郁，不得顺畅升降，不得有效宣发。这与咳嗽的发生机制不同。咳嗽的机制是肺气尚能宣发，而且是宣发有些过度。肺气之所以不得顺畅升降，也与痰液壅盛、阻塞气道密切相关。故喘息、咳嗽、痰多、咽喉不利苏子降气汤的主症。其二，方中半夏、苏子用量最大，甘草的用量稍小，但甘草的用量比前胡、当归、厚朴、肉桂大。在一般情况下，大多数处方中的甘草用量都比较小。但是需要注意的是在治疗咳喘病证时，甘草的用量宜稍大。其三，本方原本是一个"煮散剂"方；煮散剂去滓服汤，其实也是汤剂。其四，原文中的"二大钱"，其意思是在抄取药末时，要让药勺装得满满的，堆得高高的，这样做便是"大钱"；并非宋代的药物计量的衡制还有大小标准之分。其五，"煎至八分"的意思是加水一盏半，煎煮至一盏半的八成即可离火取液。宋代盏有大小之分，一小盏约合今天的200mL，一盏半约合今天的300mL，其八分约240mL，此为一次服量。一般日服2～3次。

王某，男，55岁。住顺义李桥。1987年11月16日。初诊：

近三个月来咳嗽、气喘，胸膈满闷，纳差，大便调。

炙甘草 6g	生姜 10g	麻黄 5g	大枣 7 枚
生石膏 30g	半夏 12g		

6 剂。

【笺疏】此处方为经方越婢加半夏汤。《金匮要略·肺痿肺痈咳嗽上气病脉证治》："咳而上气，此为肺胀，其人喘，目如脱状，脉浮大者，越婢加半夏汤主之。"按照我的认识，咳嗽为邪气扰肺导致，而气喘多由肺气不利引起。本案病例胸膈满闷；加之有咳嗽、气喘症状，这明确反映肺气不利的病机。在此情况下，如果患者形气俱实，而不见少气、呼吸及语音低微、脉弱等脉症，那就可以诊断为肺气壅实、宣降不利，治之以宣肺散邪方法。肺为贮痰之器；肺气壅实常常与痰阻有关。故处方选用越婢加半夏汤，宣降肺气，清热化痰。若无明显的寒气现象，即可判断为兼热，或者说即可以用石膏。麻黄石膏相配，麻黄即无辛温致烦的不良反应。为了较好地理解越婢加半夏汤，笔者觉得可以参照治肺热咳喘常用的麻杏石甘汤之名，把本方称为"麻夏石甘汤"。两方都能治肺热咳喘，彼用麻、杏相配伍，杏仁以平喘功能见长；此用麻、夏相配伍，半夏以化痰功能见长。由此可以看出二方的异同。

贠某，男，66岁。住马坡毛家营。1986年11月16日，初诊：

咳嗽月余，伴头晕，心悸，胃脘憋闷，小溲多。脉弦无力，舌苔薄白。

桂枝 12g	茯苓 12g	白术 6g	炙草 6g
厚朴 10g	陈皮 10g	半夏 12g	生姜 10g

6 剂。

【笺疏】本案病例水饮特征很明显：头晕、心悸、胃脘憋闷、小溲多。脉弦无力，舌苔薄白，这说明没有热邪。没有热邪，那就是寒饮，因为饮为阴邪。所以本案病例的咳嗽乃寒饮射肺所致。故处方用苓桂术甘汤温阳化饮，加半夏、陈皮，以增强处方的化痰之力。加厚朴，以治胃脘憋闷。处方中又有一味生姜，故处方具有经方厚姜半甘参汤的部分实质。厚姜半甘参汤主治痰饮气滞的腹胀满症。之所以不用人参，是因为有胃脘憋闷症状的存在；若用人参，可能因为人参补气而增加壅滞。另外处方也具有经方茯苓甘草汤的部分实质；茯苓甘草汤主治胃腑留饮。此三方的功能并行不悖。

李某，女，53 岁。住顺义县木林乡唐指山。1987 年 2 月 9 日，初诊：

咳嗽已久，痰黏不易出，胸闷憋气。腹胀肠鸣，大便偏稀。舌质暗，苔黄焦糙。西医诊断为"肺心病"。

茯苓 30g	桂枝 10g	杏仁 10g	薏米 12g
寒水石 6g	滑石 12g	厚朴 9g	通草 9g

6 剂。

【笺疏】咳嗽的原因很多，病机也会是复杂的。本案病例的痰饮特征明显：痰黏，大便稀溏，腹胀肠鸣。《金匮要略》说："其人素盛今瘦，水走肠间，沥沥有声，谓之痰饮。"可见肠鸣也是痰饮的一个症状。故处方用苓桂杏薏汤化痰祛湿，以治咳嗽。苔黄焦糙，提示痰湿蕴热，故加寒水石、滑石清痰湿中的蕴热。舌质暗说明血络为痰湿阻滞；不过过治之可以暂不活血而只化痰湿，待痰湿去则血络通。如果痰湿去而血络犹不通畅，那么下一步可以再用活血化瘀治法。这样的次第治疗符合先治气、后治血的先后施治原则。

胡某，男，66 岁。1986 年 9 月 22 日，初诊：

脉弦滑略浮，喘咳痰多，咽干，肺寒津凝之象。

干姜 7g	茯苓 12g	桂枝 9g	半夏 12g
麻黄 3g	杏仁 10g	炙草 6g	桑皮 9g
陈皮 9g	苏梗 10g		

6 剂。

1986 年 9 月 29 日，二诊：

痰量减少，咳喘同前。

麻黄 5g	杏仁 10g	桑皮 10g	苏子 10g
橘皮 10g	茯苓 10g	半夏 12g	炙草 6g

6 剂。

【笺疏】本案咳喘痰多，脉弦滑；弦滑是痰饮常见脉象。师父既然断为"肺寒津凝"，那似乎还应该有色、舌等方面的相应表现。所谓肺寒津凝，即寒饮凝聚，阻碍于肺。师父以苓桂姜夏汤为基本方，另合宣肺散寒的麻黄汤，又加陈皮，则化痰经典名方二陈汤亦在其中。苓桂姜夏汤是师父自创的治疗肺胃寒饮的一张药方，其中茯苓、桂枝对药是他所谓"苓桂剂"的最基本药物。干姜、半夏是张仲景治疗呼吸道寒饮的最常用对药。如前所述，张仲景在治疗咳嗽时，常常还会将干姜、半夏与细辛、五味子一起联合应用。《金匮要略》治疗"干呕，吐逆，吐涎沫"的半夏干姜散的药物组成只有这两味药物。麻黄汤宣降肺气而治咳喘。二陈汤亦能温散肺胃寒痰水饮。此外，处方中还添用了桑白皮、苏梗两味药物。桑白皮能泻肺与呼吸道里面的水饮，苏梗能散胸膈与肺胃之间的寒气。诸药合用，能温化寒饮水气，既能作用于肺，也能作用于胃，肺胃兼治。"脾胃为生痰之源，肺为贮痰之器。"这句话告诉我们咳喘痰多之证不仅是肺与呼吸道的病变，也与脾胃密切相关。全方虽然只有寥寥 10 味药物，却包含着治疗肺寒津凝的 4 个基本成方。

二诊痰量减少，疗效显现。由于咳喘依旧，故将能宣肺平喘的麻黄用量增加至 5g，易苏梗为苏子，以加强平喘止咳的效果。之所以去干姜、桂枝，我揣度是在患者服药之后，可能出现了咽干症状加重，或者出现口干舌燥等反应。

何某，女，4 岁。1986 年 10 月 6 日，初诊：

咳喘两年余，过冬尤甚，纳谷不香，苔薄白，脉略浮。

前胡 6g	桔梗 6g	苏叶 6g	甘草 3g
杏仁 6g	半夏 9g	陈皮 9g	生姜 3g
枳壳 3g	葛根 3g	炙冬花 6g	炙紫菀 6g
木香 3g	香附 3g		

6 剂。

【笺疏】本方以经典名方杏苏散作为基本方。杏苏散出自清·吴鞠通《温病条辨》。师父很推崇吴鞠通，临床常用吴鞠通的药方。《温病条辨》用杏苏散治秋燥："燥伤本脏，头微痛，恶寒，咳嗽稀痰，鼻塞，嗌塞，脉弦，无汗，杏苏散主之。"其组成为苏叶、半夏、茯苓、前胡、苦桔梗、枳壳、甘草、生姜、大枣、陈皮、杏仁。全方辛温发散，宣肺化痰。按照吴鞠通的说法，当时许多医生都把它作为统治四时伤风咳嗽的通用之方。吴鞠通指出，杏苏散是辛温之剂，只适合用于风寒性质的伤风咳嗽，而不宜于风温性质的伤风咳嗽；只适合用于表证，不适合用于里证。所以不分寒热表里，用杏苏散治疗一切伤风咳嗽的做法是错误的。

杏苏散与另一张治咳名方通宣理肺汤的药味大同小异。彼方有黄芩清泻肺热，此方用前胡辛温宣肺。此二方我在临床上都常用。

本案患者患儿咳喘两年余，入冬转甚。就诊日为农历九月初三，时在季秋，天气转凉。此时就诊，极有可能是咳喘发作，或者咳喘有所加重。舌苔薄白，入冬转甚，秋季病加，这些情况都反映出病证的寒性特征。当然，师父辨认为寒证，应该还有形气望诊等方面的依据。因此师父选择吴鞠通治秋季风寒伤肺的杏苏散，以苏叶、前胡辛温发散表寒，以甘草、桔梗开宣肺气，以枳壳、杏仁降气理肺，陈、夏、苓、草乃化痰之最基本方二陈汤，能温化痰饮，降逆和胃。师父更加紫菀、款冬花，目的是增强化痰的力量。脾胃为生痰之源，肺为贮痰之器。由师父增用紫菀、款冬花，可推知本案一定多痰。纳谷不香，故加木香、香附，配合二陈汤开胃进食。处方未用大枣，结合本案加用木香、香附二物来看，可能存在腹胀满的症状。大枣甘壅，故去而不用。不过在我看来，给儿童开的药方，用适量大枣以"和百药"，改善汤药的味道，也是有一定必要性的。其实师父是经方家，喜用大枣。此案或许也存在另外一种可能，那就是师父正准备开大枣时，患者家长说他们家里有大枣，师父遂不开大枣。

　　本案病例涉及一个学术问题，那就是什么是"燥"。吴鞠通在《温病条辨》里说："秋燥之气，轻则为燥，重则为寒。"又说："古人谓燥为小寒也。"燥者，干燥也，枯燥也，缺少水分也。寒者，冷也，温度低下也。所以燥与寒是性质不同的两种因素。燥与寒可以同时存在，但它们毕竟性质不同；燥寒是燥与寒的两两结合。我认为"秋燥之气，轻者为燥，重则为寒"的认识是不正确的。我估计吴鞠通与我早年一样，脑子里有一个认识上的局限，即他不识凉燥。我26岁以前生活在湖北。湖北地处中原，水湿之地，一年到头，唯有在初秋尚温的时期出现短暂的气候干燥。一过深秋，进入冬季，气候总是湿冷的。故那时在我的认识里，燥与凉不两立，哪有凉燥！后来我到北京，一入秋季，气候转凉，天干物燥。这时我才知道凉燥是一种真实的存在。所以在我看来，《温病条辨》所论杏苏散证治一条："燥伤本脏，头微痛，恶寒，咳嗽稀痰，鼻塞，嗌塞，脉弦，无汗，杏苏散主之。"其病因是秋寒，而非秋燥。所以杏苏散证的临床表现有咳嗽稀痰、鼻塞，并不见干燥现象。杏苏散也没有一味药物是润燥之品。当然，吴鞠通也提出了他自己的解释："肺为燥气所搏，不能通调水道，故寒饮停而咳也。"他说："若伤燥凉之咳，治以苦温，佐以甘辛"，杏苏散"正为合拍"。《素问·脏气法时论》有"辛以润之"的说法。吴鞠通还说杏苏散"减小青龙一等。若受重寒夹饮之咳，则有青龙"。意思是说杏苏散是治燥凉轻剂，适用于燥凉伤肺的轻症。若为重症，那就要用小青龙汤；小青龙汤可以作为治燥凉重剂。我揣摩吴鞠通说的是这个意思。

　　孙某，男，5岁半。1987年5月25日，初诊：
　　"肺炎"咳嗽两月余，白痰量多易出，纳呆，大便干，苔白满。

苏叶 5g	苏子 5g	前胡 5g	杏仁 6g
半夏 9g	生姜 9g	冬花 6g	紫菀 6g
炙草 6g	桔梗 6g	陈皮 6g	枳壳 3g
香附 3g			

6剂。

1987年6月1日，二诊：

咳嗽症减，纳谷增加。

半夏 10g	生姜 10g	苏叶 6g	前胡 9g
陈皮 9g	桔梗 6g	炙草 6g	枳壳 3g
葛根 6g	冬花 6g	苏梗 6g	

6剂。

1987年6月8日，三诊：

咳嗽，仿上法，清热化痰。

| 生石膏 20g | 麻黄 3g | 甘草 10g | 杏仁 10g |
| 麦冬 10g | 大黄 3g | 杷叶 20g | 竹茹 10g |

4剂。

【笺疏】 患儿因肺炎导致咳嗽。就诊时估计肺炎已经治愈，但咳嗽不止。这一类病情在临床上很多见。基于白痰量多易出，舌面布满白苔，师父辨证为寒气痰饮凝肺。如今医院对肺炎的治疗肯定是要用一段时间的抗生素的。中医已经认识到，抗生素多苦寒；苦寒药虽然能对抗邪热，但如果用之不当，包括用量太大，应用时间太长，或者错用于寒证，也可能损伤人体阳气。本案寒饮凝肺，或许与此有关。师父对于寒饮凝肺的治疗，虽然也常用经方小青龙汤，不过较多地是用吴鞠通杏苏散。按照吴鞠通的认识，轻症用杏苏散，重症用小青龙汤。本案处方加款冬花、紫菀，旨在增强温化痰饮的力量。患儿纳呆，一定是由胃阳被寒气损伤导致，所以师父既用苏叶，也用苏子，还用生姜，且另加香附，目的是辛香散寒化饮，同时也开胃进食。

二诊咳嗽减轻，纳谷增加，故守方稍做药味、药量增减：纳谷增加，故去香附；咳嗽减轻，故去杏仁、紫菀。增加前胡、陈皮、半夏、生姜的用量，为的是专治咳嗽。其他如苏子易以苏梗，结合去杏仁看来，或许是因为初诊时患儿微喘，二诊时微喘已消失。

三诊处方由温散寒饮，转为清热化痰，改以经方麻杏甘石汤为基本方，另加麦冬、竹茹、枇杷叶、大黄。由此看来，经过二诊，应用温散寒饮的药物12剂以后，我揣度师父观察到病已化热的一些表现，如舌红、苔黄、唇赤、舌干、口渴、痰黄等。肺与大肠相表里；肺与大肠之气不降，也可能出现便秘的现象。故师父用麻杏石甘汤清宣于上，加麦冬、竹茹、枇杷叶以加强清热泻肺之力，又加大黄3g以导热于下。就5岁半的患儿而言，处方用麻黄仅3g，而用甘草却为10g，这似乎不符合《伤寒论》麻杏甘石汤中麻黄用量是甘草两倍的用量特点。《伤寒论》麻黄汤中麻黄的用量也是甘草的三倍。笔者认为，《伤寒论》麻黄汤、麻杏甘石汤等方所治是急性外感热病，重点要发散外邪。而本案病例已经有两个月之久的病程，大邪已解，故不必重用麻黄发散，仅仅用小量麻黄宣透即可。处方中生石膏用量并不算大，而枇杷叶的用量很大。枇杷叶味苦性凉，无毒，具有清肺止咳、和胃降逆的功能，是治疗肺热痰嗽的良药。竹茹性凉，能清热化痰，可用于呼吸道痰热咳嗽。处方用麦冬滋阴清肺，润肺止咳，顾护肺津。

本案一诊、二诊用药大都是辛温之品，三诊几乎完全转为寒凉。这正好体现了《伤寒论》"观其脉证，随证治之"的施治原则。在《伤寒论》里，像这样先寒之后温之，或先温之而后寒之的应用很多。如第29条，同一病例，先用辛甘温的甘草干姜汤恢复中阳，接着用甘酸寒的芍药甘草汤治脚挛急，再接下来竟然又用苦咸寒的调胃承气汤和泄胃气，或用辛热的四逆汤回阳救逆。灵活不拘，随证施治。

张某，女，45岁。住密云。1989年8月21日，初诊：

咳嗽有半年之久，中西医治疗不愈。干咳无痰，以夜间为甚。伴有头晕、目胀。脉沉，舌胖大，苔白水滑。水寒上痹于胸肺。

桂枝 12g	白术 10g	干姜 6g	茯苓 30g
炙草 6g	五味子 6g		

7剂。

1989年8月28日，二诊：

柴胡 14g	黄芩 9g	丹皮 10g	栀子 10g
连翘 10g	板蓝根 12g		

7剂。

【笺疏】本案初诊以"苓桂味甘汤"化裁。师父在临床上善用苓桂剂治疗由水气上冲引起的各种病证。所谓苓桂剂就是以苓桂术甘汤为主干的，以茯苓、桂枝对药为最基本药物的一类药方。如果水气上冲于胸肺，可能会引起咳喘，此时师父即以苓桂味甘汤为基础方予以治疗。五味子是张仲景治疗咳嗽的常用药物之一，小青龙汤治疗寒饮咳嗽用五味子，小柴胡汤证若见咳嗽则加五味子、干姜，真武汤证若见咳嗽则加五味子、细辛、干姜，四逆散证若见咳嗽则加五味子、干姜，此外《金匮要略》治"咳而脉浮者"的厚朴麻黄汤，治"咳而上气，喉中水鸡声"的射干麻黄汤，以及治疗咳嗽相关病证的苓甘五味姜辛汤和苓甘五味姜辛夏汤，俱用五味子治咳。张仲景治咳的常用药物配伍是半夏、细辛、干姜、五味子，它们可以成为"经方治咳四味"。《神农本草经》记载五味子主"咳逆上气"。在唐以前的古代医药典籍里，"上气"指的不是一个病机，而是一个症状。《金匮要略》有《肺痿肺痈咳嗽上气病脉证治》一篇。有观点说上气即喘，这种观点是错误的。上气不是喘。那么上气是一个什么症状？上气指的是气管咽喉中不断出现一小股由下向上的气冲感觉。这种感觉常常会引起咳嗽，是与咳嗽密切相关的一个症状。上气也可能独立存在，并不一定引起咳嗽。也许一部分患者会把这个感觉表述为"咽痒"。在唐以前的医药文献中，很少见"咽痒"一词，而大量出现的表述是"上气"。治咳嗽上气是五味子的一个主要功能。咳嗽上气，无论是由于外感，还是由于内伤，都可以用五味子治疗。有些人考虑到五味子的酸味比较重，受"酸收"理论的影响，担心五味子酸收"敛邪"，会把邪气收敛在体内，不能发散出去，所以治咳不敢放开用五味子。即使用五味子，也仅仅小量应用，而不敢稍大量应用。张仲景用五味子治咳诸方，其用量多为半升，合今约 37g。这是值得注意的一个用量。我知道有医家治咳方中常用大量五味子，效果很好。当然，张仲景在用五味子治咳的同时，也用相当剂量的半夏、干姜、细辛等辛散药物。如此应用，不必担心五味子敛邪。

　　本案病例舌胖大，苔白水滑，脉沉，此三者俱为师父诊断水气上冲的十分重要的指标，据此诊断水气上冲，完全可以一锤定音。本案病例即使见干咳无痰，也不能否定水气上冲的诊断。干咳无痰常常被认为是燥邪伤肺的特征。试想如果呼吸道干燥，那怎么可能会出现舌大、苔水滑？头晕、目胀也是水气上冲常常可能见到的表现。师父于处方中增用一味干姜，这既是为了祛散"痹于胸肺"的水寒，大概也是为了用干姜的辛散之力，消除五味子酸敛邪的可能性。

　　本案二诊的治法完全转向，改用柴、芩、丹、栀、翘、板蓝根清肺凉肝。按照我的理解，本案患者是一位 45 岁女性，可能服药 7 剂之后，咳嗽减轻，舌苔水滑等水气现象已经减轻或消失，而原来就有的一些肝肺有热的表现，如烦躁易怒、手足心热、尿赤、目赤、口苦等，又显现为主要问题，故师父随证变方。肝火犯肺咳嗽在临床比较常见。证变药变；故二诊处方一面清肺，一面凉肝。本案初诊时即见干咳少痰，这也预示着后面有可能出现热化。

张某，女，10 岁。1986 年 11 月 17 日，初诊：

咳嗽二月余，吐白黏痰，早晚尤甚，大便尚调。脉浮而弦，苔白而腻。X 光片显示双肺纹理粗糙。

白蔻仁 9g	杏仁 9g	薏米 12g	菖蒲 9g
象贝母 10g	桂枝 6g	陈皮 6g	厚朴 6g
云茯苓 10g	通草 6g	滑石 6g	前胡 6g
藿香梗 6g	茵陈 9g	连翘 6g	桑叶 9g

6 剂。

1986 年 12 月 1 日，二诊：

脉浮而弦，夜间时发咳嗽，卫分邪气不清，肺失宣降之证。

桑叶 9g	菊花 9g	苦桔梗 6g	连翘 6g
芦根 10g	甘草 6g	竹叶 6g	薄荷 3g
杷叶 12g	杏仁 10g	玉竹 12g	象贝母 10g

6 剂。

1986 年 12 月 8 日，三诊：

夜咳已减，干咳少痰。

苏叶 4g	前胡 6g	桔梗 6g	杏仁 6g
陈皮 6g	桑叶 9g	菊花 9g	连翘 9g
生甘草 3g	冬花 4g	竹叶 6g	芦根 6g

4 剂。

【笺疏】本案初诊处方用的是甘露消毒丹。甘露消毒丹是师父很善于应用的一张经典名方。为了加强化湿的力量，他还从治湿热名方三仁汤借来杏仁、薏苡仁两味药物，所以本处方也可以视为甘露消毒丹和三仁汤的合方。苔白厚腻是师父应用甘露消毒丹的最重要指征。甘露消毒丹见于清代著名温病学家王孟英的《温热经纬》："飞滑石十五两，绵茵陈十一两，淡黄芩十两，石菖蒲六两，川贝母、木通各五两，藿香、射干、连翘、薄荷、白豆蔻各四两。各药晒燥，生研细末；见火则药性变热。每服三钱，开水调服，日二次。或以神曲糊丸，如弹子大，开水化服亦可。"王孟英称甘露消毒丹是"治湿温时疫之主方也。"湿温之病是发生于夏季的一种温病。夏天天暑地湿，温湿蒸腾，从口鼻侵入人体，留而不去，遂发为"湿温疫疠之病"。其临床表现可见发热、倦怠、胸闷腹胀、肢酸、咽肿、斑疹、身黄、颐肿、口渴、溺赤、便闭、吐泻、疟痢、淋浊、疮疡等。王孟英所说的这种湿温疫疠之病，用今日的眼光看，肯定是急性感染性疾病，且具有一定的传染性。按照《温热经纬》给出的经验，"但看病患舌苔淡白，或厚腻，或干黄者，是暑湿热疫之邪尚在气分，悉以此丹治之立效。"师父用甘露消毒丹也重视舌诊。根据我的观察和总结，一切呼吸道感染性疾病，只要其舌苔厚腻，无论发热与否，无论病程短长，师父即投此方，常常收获良好疗效。

《温热经纬》说本方"并主水土不服诸病"。水土不服之病多由外界湿邪导致，在多数情况下是附着于饮食的湿邪经口侵入胃肠，亦可能是空气中的湿邪经口鼻侵入呼吸道。按照笔者的经验，水土不服也有湿重、热重两种主要类型。其湿重者，宜用藿香正气散；其热重者，宜用本方。

如前所述，本案处方亦可视为甘露消毒丹与经典名方三仁汤的合方。三仁汤也是师父临床常用之方。三仁汤出自吴鞠通《温病条辨》。吴鞠通用三仁汤治疗的病证也是湿温。其病"头痛恶寒，身重疼痛，舌白不渴，脉弦细而濡，面色淡黄，胸闷不饥，午后身热，状若阴虚，病难速已，名曰湿温。"有一种说法，三仁汤中的三仁各有所长，杏仁治上焦，蔻仁治中焦，薏苡仁治下焦。这种说法是一种创新性的、扩展性的理解。其实按照吴鞠通的本意，三仁汤的治疗重点只是上焦，用该方之目的主要是"轻开上焦肺气"。三仁汤各药的用量及作法、服法是：杏仁五钱，飞滑石六钱，白通草二钱，白蔻仁二钱，竹叶二钱，厚朴二钱，生薏苡仁六钱，半夏五钱。用甘澜水八碗，煮取三碗。每服一碗，日三服。甘澜水又作甘烂水，也称为劳水。制作甘澜水的方法是把盛在盆内的清水反复搅动，或扬起倒下，然后把浮在水面上的水珠子收集起来；这收集起来的水就是甘澜水。用甘澜水煮药历史上首见于张仲景《伤寒论》茯苓桂枝甘草大枣汤的煮药法。

就我所见，师父为一位10岁的小女孩开出一张16味药的处方，这种情况是并不多见的。本案不仅将甘露消毒丹、三仁汤合方，而且又加苓、桂化饮，加桑叶、前胡宣肺，如此应用，估计本病例一定曾经多方治疗而收效甚微。这说明痰湿之邪胶固，疾病对药物的反应性较差，治疗有一定难度，所以师父便如此用药。

患儿服药6剂，咳嗽明显减轻，仅在夜间时发咳嗽，这说明湿热之邪已减。夜间仍然时发咳嗽，这显示"卫分邪气不清，肺失宣降"。病减药减，病退药退。故此时不宜再用重剂，应当改用轻剂；故师父转用《温病条辨》治疗上焦风温的辛凉轻剂"桑菊饮"加味。桑菊饮用桑叶、菊花、桔梗、生甘草、杏仁、连翘、薄荷和芦根宣降肺气，以清残留上焦的风热，另加枇杷叶、浙贝母清肺化痰。其所以加玉竹者，应该是考虑到上诊重用甘露消毒丹、三仁汤治湿，此时又用桑菊饮加味疏风，那就应该适当顾护津液，养阴润肺，以防肺燥。从第三诊病历记载

"夜咳已减，干咳少痰"看，其时燥象已经很明显，这说明师父在二诊时的预判是正确的。由于前十二天用的是寒凉之药，故三诊处方守桑菊饮法，又增用吴鞠通治疗凉燥的杏苏散，随证进行适当的化裁。病减药减，处方诸药用量皆轻，同时也仅开四剂。

这里还想借甘露消毒丹说说中药临床用量问题。按照《温热经纬》原方给出的剂量，甘露消毒丹每次服3钱，日服2次，日服总量合今仅约23g，其中滑石4.8g，茵陈3.5g，黄芩3.2g，菖蒲1.9g，川贝、木通各1.6g，藿香、射干、连翘、薄荷、白豆蔻各仅1.3g，可见诸药用量都极轻，而该方所治疗的病证不可谓不重。当下临床用甘露消毒丹作汤剂，每日总药量大抵不会少于100g，是王孟英用量的4倍。两相比较，应该可以引出许多思考。

韩某，女，43岁。住顺义。1989年7月10日，初诊：

咳嗽月余不解，苔白，脉弦。风寒之邪克肺，杏苏饮加减。

苏叶 10g	陈皮 10g	冬花 10g	前胡 10g
桔梗 10g	紫菀 10g	生姜 12g	杏仁 10g
半夏 12g	香附 12g		

7剂。

【笺疏】本案咳嗽而苔白脉弦。咳嗽为肺病，弦乃阴脉，故师父判断为"风寒之邪克肺"。师父做出这一诊断，笔者认为他应该观察到其他风寒之象，如面无热、手不温、口不渴、尿不黄等。风寒咳嗽，师父喜用吴鞠通杏苏散，即本案说的"杏苏饮"。本案处方加用紫菀、款冬花二物，目的是加强温肺化痰力量。减去甘草、大枣，可能是为了避免甘壅。结合加用一味香附来看，可能其临床表现还有中满、纳差症状，故处方中生姜、半夏、香附的用量也稍大于他药。香附辛温，具有疏肝解郁、理气宽中、开胃进食、调经止痛等功能。本案患者为43岁的女性，所以笔者推测还有可能存在胸胁脘腹胀满、喜太息，或月经方面的症状。至于为何不用枳壳、茯苓，笔者还未能理解师父的考虑，不过坦率地讲，去此二物似乎无太大必要。

骆某，女，60岁。住顺义。1989年7月10日，初诊：

咳嗽吐白痰，脉浮弦，舌白。风饮客肺，拟杏苏饮。

| 苏叶 10g | 枳壳 10g | 冬花 10g | 杏仁 10g |
| 前胡 10g | 生姜 10g | 半夏 12g | 炙甘草 6g |

陈皮 10g　　　　　桔梗 10g

7 剂。

【笺疏】本案之理法方药与前案相近。咳嗽，吐白痰，脉浮弦，苔白，师父判断为"风饮客肺"，仍用杏苏饮。前案加紫菀、款冬花温肺化痰，本案只加款冬花一味；师父认为加款冬花一味足矣。前案去枳壳、茯苓，本案只去茯苓一味，我揣度去茯苓或许此老年女性患者有尿频或遗尿之症。这样的加减，全在医者临证消息。前案用"风寒之邪克肺"概括病机，本案用"风饮客肺"概括病机，意思相近。克、客二字的用意亦相近，都是侵犯的意思。

此案又一次反映师父喜用吴鞠通杏苏散这一经典名方。每一病例的每一处方，师父几乎总是先确定用何成方作为基本方，然后根据具体的病情进行加减化裁，这是他临床理法方药的一大特点。他多次告诫笔者要做到先定方，后定药；不可有药无方。这些年来，随着临床实践的增多，笔者越来越清楚地认识到，古人的一些提法所反映出的操作顺序是正确的。比如望闻问切，一定得按照这个顺序来，先有望诊，然后是闻诊，然后是问诊，最后是切诊。同样，理法方药也规定了临床辨证论治的程序先后，先明病机病理，然后依据病机病理确定治法，再然后选定合适的成方，最后根据具体病情对成方进行药物加减化裁，并最终确定每一味药物的用量。古人每一首成方都绝不是随意的药物组合，而是医生通过大量临床应用，反复试验而后确定的。制方者所依据的临床资料，既有足够数量的成功案例，也有不少未能取得良好疗效，或者产生了不良反应，甚至完全失败的案例。每一首成方都是古代医生长期临床经验的凝结，是他们的研究成果。所以我们应该珍惜、尊重古代成方的价值，善于利用古代成方的经验。

王某，男，21 岁。1986 年 12 月 1 日，初诊：
咳喘已久，遇冬尤甚，胸闷憋气，脉浮弦。风饮束肺作喘。

麻黄 6g　　　　　杏仁 10g　　　　苏子 10g　　　　炙草 3g
陈皮 10g　　　　　云苓 12g　　　　桑皮 10g　　　　枳壳 6g
半夏 12g　　　　　红枣 3 枚

4 剂，间日 1 剂。

【笺疏】本案既咳且喘，病程久长，遇冬尤甚，胸闷憋气，脉浮而弦，师父辨证为"风饮束肺"，意思是风邪寒饮入客于肺。我们知道慢性咳喘，遇冬尤甚，胸闷憋气，脉浮而弦，这样的脉证在病机上存在多种可能，不一定就是风饮束肺。遇冬尤甚，就诊时已经进入冬天，这对于诊断风邪束肺有一定参考价值，但绝非决定性的依据。所以笔者揣度师父之所以断曰"风饮束肺"，他应该观察到了其他风寒与痰饮征象，如舌苔白、面白目白、痰涎清稀、口淡不渴等。处方依然以师父习用的杏苏散为基本方，并进行适应性的化裁。加入麻黄一味，则处方具备了治喘经典名方"三拗汤"的基本实质。另外又加用一味桑白皮以泻肺中水饮。全方散寒化饮，宣降肺气。

三拗汤记载在《太平惠民和剂局方》，适用于寒气束肺的咳喘。一般认为三拗汤由经方麻杏甘石汤去寒凉的石膏而成。如果咳喘由于热壅于肺，那就可以用麻杏甘石汤治疗。麻黄的性味虽然是辛温的，但与石膏合用，麻黄的温性就被翻转为凉性，这样就能辛散热邪，宣肺平喘。如果哮喘由于寒邪束肺，那就不需要用石膏，直接用麻黄配合杏仁宣降肺气，散寒平喘。另一说三拗汤是由经方麻黄汤去桂枝而成。麻黄汤本来具有治喘的功能，也适用于寒邪束肺的哮喘。但麻黄与桂枝配伍，其发汗散寒之力得以增强，适用于外寒束表、肺气闭郁的喘证，其表证较为突出，如恶寒、无汗、身体疼痛、脉浮紧等。如果寒气束肺引起喘息，但外寒束表的症状并不突出，没有或者只有很轻微的恶寒、无汗、身体疼痛、脉浮紧等表证症状，主要症状是喘息，那就应该去掉桂枝，避免麻桂合用而过于温散，以致损伤卫气和津液。古人有这样一句话："麻黄无桂枝不汗。"由此可以看出，当麻黄汤去掉桂枝以后，它的发汗之力即不再强烈。

如上所述，本例喘证的辨证要点，除了文字记载的遇冬尤甚、胸闷憋气、脉浮弦以外，我认为在面色、舌象方面一定有寒性特征，如面无热、舌苔白等。其实遇冬尤甚、胸闷憋气并不能作为寒气束肺的明确指征。胸闷憋气不具备病证性质上的特异性，诸多病因病机都可能导致胸闷憋气。遇冬尤甚只能说明冬寒对于喘证产生了诱发影响，而不能作为诊断寒证的确切依据。浮脉主表、主上焦肺病。弦乃紧脉之欠，属于阴脉。真正能够支持"风饮束肺作喘"诊断的证据是色与舌。惜乎本案没有从文字上表达出来。

本案仅开4剂药，而且要求间日剂。我认为这应该是考虑到病证并非很严重，或者患者的体质稍弱。间日1剂，避免过度发散，损伤正气。师父用药如此审慎，于此可见一斑。

安某，男，11岁，住昌平阳坊。1989年8月14日，初诊：
每到夜晚则发生气喘，咽喉不利。脉弦略浮，舌苔薄白。

| 苏叶 9g | 杏仁 10g | 陈皮 10g | 桔梗 10g |
| 生姜 10g | 炙麻黄 1g | 前胡 9g | 半夏 10g |

枳壳 10g	炙草 6g	木香 6g

7 剂，水煎服。

1989 年 8 月 28 日，二诊：

柴胡 14g	黄芩 9g	丹皮 10g	栀子 10g
连翘 10g	板蓝根 12g		

7 剂，水煎服。

【笺疏】 本案病例为支气管哮喘，兼见咽喉不利。脉弦略浮，舌苔薄白，此为风寒郁肺、肺气失宣的特征。故处方以师父喜用的杏苏散为基本方，更加麻黄、木香，以发散风寒，宣发肺气，行气而解肺气之郁闭。木香不仅能行胃肠肝胆之气，也能行胸肺之气。二诊未记载脉症，不过处方药物由 11 味减少至 6 味，且无通常用于治疗喘息的药物，由此看来，极有可能哮喘已平。可能二诊时仍然存在咽喉不利，或者可能患者在服用杏苏散以后，出现咽干、口苦、口渴等燥热症状，故二诊处方改用柴芩、丹栀两组临床常用清金泻木的对药，以及治疗上呼吸道风热的常用对药连翘、板蓝根，以清泻肝肺之火，清热利咽，清解呼吸道风热。

刘某，男，55 岁。1987 年 11 月 16 日，初诊：

咳喘 4 年，痰中带血，大便溏薄，周身乏力，纳呆，夜寐口干，饮酒。苔腻质暗。西医诊断为肺气肿，支气管扩张。

麦冬 20g	百合 12g	太子参 15g	黄芪 10g
炙草 10g	白芍 10g	五味子 6g	当归 9g
冬花 6g	紫菀 6g	马兜铃 3g	川贝 9g

6 剂。

1988 年 1 月 4 日，二诊：

药后胸闷大减，咳喘已减轻，痰中未见血丝，偶有心慌，大便仍溏薄，痰黄。

炙甘草 12g	太子参 15g	黄芪 12g	麦冬 15g
百合 15g	当归 9g	白芍 9g	五味子 9g
冬花 9g	紫菀 9g	马兜铃 4g	川贝 9g

6 剂。

【笺疏】 本案肺脾气虚的征象比较明显：周身乏力，纳呆、大便溏薄。或许还有面色黄、唇淡、少气等表现未能记载。脾为土，肺为金，土生金，故脾气虚者常见肺气虚，脾肺两脏同时气虚的情况在临床上很常见。师父以经典名方补中益气汤为基本方，并进行适应的化裁。由于痰中带血，口干，故师父不再用温燥之陈皮化痰，改用化痰而不燥的款冬花、紫菀化痰。师父常用半夏化痰；然半夏性温燥，故师父此处不用半夏，改而用性凉善化燥痰的川贝母，配合紫菀、款冬花化痰。用马兜铃也是为了清热化痰。此案显示师父已知马兜铃这味中药应该慎用，故其用量甚轻。时在秋日，症见痰中带血、口干，此为燥热伤络，故按照李东垣的加减法，加麦冬、五味子；这一加减法在《医宗金鉴》歌曰"秋加麦冬五味子"。本案之所以用较多的化痰之品，一是因为苔腻，二是因为患者多饮酒。饮酒多的人，张仲景称之为"酒客"，其人身体必多痰湿。舌暗说明还存在瘀血阻络的病变，故处方在用当归活血通络之外，又加用一味白芍。白芍一方面可以配合当归活血通络，一方面可以发挥凉血、收敛止血的功能。笔者认为，对于慢性肺系疾病的治疗可以考虑适量用当归，因为"久病入络"是一种规律，而当归能散肺络之瘀血。按照《神农本草经》的记载，当归能"主咳逆上气"。不过急性咳逆上气无须应用当归；急性咳逆上气的病变应该只在于气，而未入血。治喘名方苏子降气汤用当归；该方也是适用于慢性喘证。本案还加用了滋阴补肺、固肺凉血的百合，这主要针对的是肺虚、咯血。咳痰带血，用药不可升、散，故处方去掉补中益气汤中的升麻和柴胡。

师父在用补中益气汤时，一般都用党参；对于较为严重的病例则用人参。他在本案用的是太子参；太子参也是他临床常用的一味药物。太子参为石竹科植物，党参为桔梗科植物，二者功能有一些差别。太子参甘润，故能补益脾肺，生津润肺。太子参配伍麦冬，能润肺养阴，适用于肺阴虚咳嗽。本案咳嗽带血，是阴虚血热的表现，故处方用太子参配合麦冬，再加百合，以滋阴润肺、凉血止血。

二诊见患者服药后胸闷大减，咳喘减轻，痰中带血消失，偶有心慌，大便仍溏薄，故守前方，仅在药量上稍做调整。由于仍有痰，其色黄，故适当增加紫菀、款冬花、马兜铃的用量，以加强药方的化痰之力。同时，处方还适当增加黄芪、炙甘草、五味子的用量，目的是进一步补益肺脾之气。将麦冬的用量由20g减为15g，我想这主要是因为"大便仍溏薄"。

这里需要再说说马兜铃这味药。马兜铃具有止咳平喘、清热化痰的功能，在过去是一味临床比较常用的中药，基本上都是用于肺热咳嗽。但是现代发现马兜铃所含马兜铃酸有强烈的肝肾毒性，使用不当有可能导致肾功能衰竭，故《中国药典（2020年版）》已将马兜铃删除。笔者也建议临床不要再使用马兜铃。清热化痰的中药很多，完全能够满足临床需要，清化痰热并不缺这一味药。

赵某，女，80岁。务农。1986年8月25日，初诊：

哮喘，干咳无痰，纳呆，胸闷汗出，少腹胀，大便不利，小便不畅，脉滑大，舌苔黄白腻。肝气犯肺作喘。

海蛤壳 15g	青黛 9g^包煎	旋覆花 10g^包煎	杷叶 15g
瓜蒌皮 15g	桑皮 10g	冬瓜皮 15g	大腹皮 10g
滑石 12g	寒水石 10g	生石膏 10g	杏仁 10g
蒺藜 10g	钩藤 10g		

6剂，水煎服。

1986年9月3日，二诊：

呕吐除，唯头晕腿痛，纳谷不香，时有咳喘。

木防己 12g	桂枝 10g	杏仁 10g	滑石 15g
通草 10g	薏米 30g	生石膏 30g	蚕沙 10g
龙胆草 9g	蒺藜 9g	夏枯草 12g	牛膝 10g

6剂。

1986年9月15日，三诊：

口渴饮水则吐，小便不利，名曰水气，五苓散主之。

桂枝 10g	茯苓 30g	泽泻 12g	猪苓 15g
白术 10g	半夏 12g	生姜 12g	

6剂。忌凉与油腻。

1986年9月22日，四诊：

药后证情减轻，遵前法。

桂枝 10g	肉桂 4g	茯苓 30g	泽泻 12g
猪苓 12g	白术 10g	半夏 12g	生姜 12g
党参 6g			

6剂。

1986年9月29日，五诊：

呕吐，脘痞，纳谷不香，时有胁胀，口苦。

柴胡 10g	黄芩 6g	半夏 15g	生姜 15g
党参 10g	炙草 10g	大枣 7枚	竹茹 12g
桂枝 6g	茯苓 12g		

6剂。

【笺疏】在对本案进行笺疏时，首先要提出来并给予解释的问题是："肝气犯肺作喘"的诊断依据是什么？所谓肝气犯肺，即肝木之气过旺，以至于反侮肺金，使肺金受伤。喘息发生于肺，所以喘息反映的肯定是肺气不利的病变。肺主气，司呼吸，主宣发，亦主肃降。宣发是肺气向上、向外的运动；肃降是肺气向里、向下的运动。既难以宣发，也难以肃降，肺气不利，郁闭于里，于是呼吸不畅，发生喘息。这就是喘息发生的主要机制。肝属木，主疏泄，其疏泄之力及于一身之气，包括影响肺气的宣肃。易言之，肺气的正常宣肃也受肝气疏泄的影响，甚至可以说依赖肝气的疏泄。如果肝气郁滞，不能正常疏泄，也可能会导致肺气闭郁，进而发生喘息。此时的治疗就应该疏肝行气。本案具有哪样的特点？本案病变具有明显的郁滞特点：二便不利，纳呆，胸闷，少腹胀。其实这四个症状产生的机制也有可能是正气虚弱。如果正气虚弱，虽然也有可能舌苔黄白腻，但脉象可能滑大吗？不可能。如果患者形气俱实，那就完全可以肯定上述四个症状产生的机制是气机郁滞，更准确地讲是肝气郁滞。以笔者跟师父抄方七八年的阅历，我揣度师父作此"肝气犯肺作喘"的诊断，一定是注意到患者形气俱实的特点，而且还有可能患者在就诊过程中，表现出性情急躁、声高、动作犀利、眼神强势等特点。凡此种种，都能反映出患者的肝气过旺、肝气郁滞。肝气郁滞，故二便不利。从二诊记录可以看出，初诊时还有呕吐一症没有记录在案。呕吐也是由肝气过旺，肝胃不和导致。"气有余则是火。"于是对于本案喘息的治疗，就应该是疏泄气机，疏肝平肝，清热凉肝。师父以清肝治肺的经典名方"黛蛤散"打头，用旋覆花疏肝化痰，用钩藤、白蒺藜疏肝平肝，用生石膏、滑石、寒水石清热利湿，镇肝平肝，用冬瓜皮、大腹皮利尿去水，用杏仁、枇杷叶直接理肺。由于肺为水之上源，肺与大肠相表里，所以治肺即可以促进二便通利，而通利二便又可以反过来促进肺气宣降。本案各个病变环节环环相扣，纵横交错，互为因果。然其中最关键的病机是肝气过旺，肝气失于调达、疏泄。所以处方既着力治肝，也多靶点、多环节发力。

处方中的生石膏、滑石、寒水石是从桂苓甘露饮借来，冬瓜皮、大腹皮是从五皮饮借来。师父很善于用三石。他治疗肝病常用柴胡解毒汤、三石柴胡解毒汤；柴胡解毒汤加此三石即成三石柴胡解毒汤。清热凉肝名方紫雪丹含有此三石；吴鞠通曾经指出，三石是"紫雪丹中之君药"；三石能清热退暑，利窍，清泻肺胃。在本套丛书的肝病部分，笔者对此有详细解说。本案病例虽然有水饮，但水饮并不太重，未见浮肿，仅又小便不利，故仅从五皮饮取二皮足矣，无须求全。

二诊咳喘减轻，仅"时有咳喘"，呕吐消失，纳呆缓解，于是头晕、腿痛成为主要症状。结合初诊确定的肝旺、湿郁辨证结果，可以判断二诊时的头晕主要是由肝气冲逆于上所导致，腿痛主要是由于湿热痹阻于下，故治之当平肝降逆，清利湿热。处方选以经典名方"加减木防己汤"为基本方，加蚕沙、牛膝二物，目的是加强木防己汤治疗痹痛的力量。更加龙胆草、夏枯草、白蒺藜疏肝平肝，清热凉肝。其中牛膝不仅能抵达下肢，活血通痹，治疗下肢疼痛，而且还能引肝气下行。

　　加减木防己汤是吴鞠通《温病条辨》的一张药方。师父很喜欢吴鞠通的学问，喜读吴鞠通的著作，喜用吴鞠通的药方。加减木防己汤是他最喜欢应用的诸多吴鞠通药方中的一首药方。"暑湿痹者，加减木防己汤主之"。按照吴鞠通的说法，《金匮要略》木防己汤是"治痹之祖方"。而其实《金匮要略》木防己汤主治的病证并不是痹证，而是"膈间支饮"证，主要表现为"喘满，心下痞坚，面色黧黑，其脉沉紧"。木防己汤的药物组成是木防己、石膏、桂枝和人参四味药物。吴鞠通去掉其中的人参，加杏仁、薏苡仁、滑石和通草四味，命其名曰"加减木防己汤"。这里有必要说一下加减木防己的药物用量。加减木防己汤的药味药量、作法服法为："木防己六钱，桂枝三钱，石膏六钱，杏仁四钱，滑石四钱，白通草二钱，薏仁三钱。水八杯，煮取三杯，分温三服。"可见木防己汤原方的3味药物得到重用。吴鞠通时期的1钱合今约4g，6钱约24g。与当前临床用量相比，其木防己的用量是比较大的。这是一日的药量。我们有必要读一读吴鞠通接下来说的话："见小效，不即退者，加重服，日三夜一。"日服木防己24g，在今日看来，其用量已经是比较大的，但仍然可能用量不够，病重药轻，仅仅能收到"小效"。吴鞠通说此时应该加大药量，日服4次，白天服3次，夜晚加服1次。这里又出现了一个问题：第四服的药汤从何而来？是仍用原来的药量，煮取四杯，还是另煮一剂，服其中的1杯？笔者认为两种做法都可采用，但似乎以后一种做法为好。

　　加减木防己汤这首药方，按照吴鞠通的说法，体现的是"辛温辛凉复法"。由于方中有一味辛温的桂枝，读者或许对本案用桂枝会有疑虑：湿热痹证能用辛温之品吗？其实湿热痹证不仅能用辛温，而且必须少用辛温。如果只用一派寒凉药物，那就可能不仅难以宣通湿痹，而且还有可能导致湿痹更加痼结。在清热蠲痹的药物中，少用辛温，就能较好地解决这一问题。所以吴鞠通提出辛温辛凉结合是很有道理的。

　　这里还要顺便提一句，吴鞠通另有一首治疗霍乱转筋的药方，是由五苓散加防己、桂枝、薏苡仁而成。这显示吴鞠通习惯用此三物治疗湿证。

三诊时师父见患者口渴，饮水则吐，小便不利，断其病证为水气，故处以《伤寒论》治疗"水逆"的五苓散。《伤寒论》第74条："中风发热，六七日不解而烦，有表里证。渴欲饮水，水入即吐者，名曰水逆。五苓散主之。"本案病例渴而水入即吐，符合水逆的特征。张仲景治水逆只用五苓散，而师父在用五苓散的同时，又合用了经方治"支饮"的小半夏汤。《金匮要略·痰饮咳嗽病脉证并治》："呕家本渴，渴者为欲解。今反不渴，心下有支饮故也，小半夏汤主之。"由于五苓散中有茯苓，所以也可以认为处方合用了小半夏加茯苓汤。师父如此合方应用，强化了处方和胃降逆、化饮止吐的功能。

四诊时见药后诸症减轻，故"遵前法"，效不更方，仅于处方中更增肉桂、党参。为何此时更增肉桂，还加人参？我认为一定是因为患者诉小便不利、口渴虽然有所减轻，但二症仍然比较显著。肉桂可以增强处方的化气利尿之力，党参能够益气生津止渴。五苓散加参为师父常用的经典名方"春泽汤"。春泽汤见于明·危亦林《世医得效方》；原方为五苓散加人参，人参能益气生津止渴。张仲景也常常用人参益气生津止渴，如阳明白虎汤证之口渴突出者，即用白虎加人参汤治之；小柴胡汤证之兼见口渴者，即加重人参用量，并同时再加用瓜蒌根。按照古人的经验，汗、吐、下而亡津液，如果出现明显的口渴，那就应该用人参益气生津止渴。其道理是津能涵气，气附于津；所以亡津液者，其气恒亡。如今在治疗杂病之轻症、缓症时，常用党参代替人参。

五诊见呕吐，胃脘痞胀，纳谷不馨，时有胁胀、口苦，此少阳柴胡证也。肝胆郁热，木土不和，故师父转方用小柴胡汤疏泄少阳。处方用小柴胡汤原方药味，加苓、桂继续治其水气，另加一味竹茹化痰和胃。

纵观此案前后五诊治疗的全过程，师父的治疗思路是一贯的、清晰的。初诊时表现出来的两组证候要素，即水气和肝胆气郁，在随后的几诊里此消彼长。故师父或重点治水气，或重点疏理肝胆，或两法并重，最后投小柴胡汤加苓桂，随证治之，既有原则性、一贯性，又有灵活性。

张某，男，49岁。1986年12月8日，初诊：

咳喘已久，每冬必作，心悸，胸闷，气短，喉中痰鸣，不能平卧，纳呆，苔白腻，质红，脉沉，心率127次/分。

桂枝 12g	茯苓 12g	苍术 10g	陈皮 10g
枳实 9g	生姜 10g	厚朴 10g	半夏 12g

6剂。

【笺疏】此案舌苔白腻，喉中痰鸣，不能平卧，以咳嗽喘息为主症，这些症状明确反映其主要病变为痰饮阻塞气道。痰与饮皆为有形邪气；稠厚的饮邪为痰，清稀的痰邪为饮。此外，痰饮与水湿也常常混合存在。有形者称之为水，无形者称之为湿；湿凝结为水，水化气为湿，故痰、饮、水、湿，四物同质。所以在语言表述上就常有痰饮、水湿、痰水、痰湿、水饮等称谓。痰湿水饮阻塞气道，常常导致胸闷、气短等症状。咳喘，喉中痰鸣，不能平卧，胸闷气短，舌苔白腻，证明本案病例的病位在胸肺，病因为痰饮水湿，这是毫无疑问的。因此师父采用他习惯应用的治疗胸肺痰饮的几个药方合方，包括苓桂术甘汤、橘枳姜汤、二陈汤、平胃散来治疗本病例。苓桂术甘汤温化水饮，橘枳姜汤行气化痰，二陈汤温化湿痰，平胃散辛温祛湿。处方将苓桂术甘汤之白术易为苍术，这是考虑到苍术芳香燥烈，祛湿的力量较白术更强。橘枳姜汤为《金匮要略》治疗胸痹的一张药方："胸痹，胸中气塞，短气，茯苓杏仁甘草汤主之，橘枳姜汤亦主之。"二陈汤是中医临床治疗痰饮的最为基本的药方。平胃散虽曰平胃，主治胃腑湿邪，但它也能去胸肺湿邪。由于舌苔白腻，痰湿壅盛，故去掉甘草，因为甘草甘缓，容易增加湿气。处方只有 8 味药物，然而这 8 味药物却同时包含着 4 个治疗胸膈、胸肺痰饮水湿的经典名方。

本案有一个令人疑惑的地方，这就是舌红脉数，为何不诊断为痰热，投清热化痰之剂，用的却是温化之法？须知舌红、脉数最常见于热证，不过也并非只见于热证，而不会见于非热证。如果本病例没有见到更多的能够支持热证诊断的征象，相反还见到一些不支持热证诊断的征象，比如手足及尺肤不温、面色清白无热、唇淡白、恶寒喜暖、口淡不渴、多清涎等，那即使见舌红、脉数，也不能诊断为热证。我跟随师父做临床那么多年，可以肯定他在辨识本案病例时，既然见到舌红、脉数，却不断为热证，不用清化方法，而是用温化方法，那他一定见到若干不支持热证诊断的征象。试举例说明之，他曾经诊治一例肝硬化腹水，症见舌红绛，苔厚腻，但同时又见四末不温，小便不利，大便溏薄，他并不断为热证，而是断为脾肾阳虚证，投李东垣寒胀中满分消汤，处方用桂枝、厚朴、生姜、干姜、乌头、附子、草豆蔻、益智仁等一派大辛热之品。当时我见师父如此用药，大感不解。待门诊结束后向他请教，心中的疑惑才得冰释。后来我想，临床既可以舍脉从症，当然也可以舍舌从症。至于数脉，虽然最常见于热证，但也可能见于寒证。《伤寒论》第 122 条："病人脉数。数为热，当消谷引食。而反吐者，此以发汗，令阳气微，膈气虚，脉乃数也。数为客热，不能消谷。以胃中虚冷，故吐也。"可见脾胃虚寒可见数脉，这是寒证可见数脉的明证。不仅脾胃虚寒可见数脉，心肾阳虚也可见数脉。此外痰饮阻肺也可见数脉，其中的道理，可以用现代病理生理学知识进行解释：痰饮阻塞于呼吸道与肺，肺中气体交换受阻，身体缺氧，于是心脏随之加速搏血。此时一定同时出现气短、胸闷等症状。

本案师父之所以用温化的方法治疗胸肺痰饮，还有一个依据，这就是本案病例的发病时间特点：咳喘"每冬必作"，就诊时已是冬季，就诊前一天进入大雪节气，这当然也会影响师父的辨证用药。

吴某，女，53 岁。1986 年 11 月 17 日，初诊：

近来咳喘，胸闷，心悸，大便尚调，口干。顺义医院诊断为"冠心病"。脉浮弦。

桑叶 10g	杏仁 10g	沙参 12g	玉竹 12g
浙贝 12g	海蛤粉 12g	青黛 6g^{包煎}	瓜蒌皮 12g
杷叶 12g	甜梨皮 1 个^{自备}		

【笺疏】本案病例有冠心病的基础病，近来咳喘，治之宜先治咳喘。张仲景在《金匮要略》里说："夫病痼疾加以卒病，当先治其卒病，后乃治其痼疾也。"又说："先治新病，（旧）病当在后。"患者就诊之日已入深秋；秋日燥气盛。加之患者口干，提示其咳喘是由燥邪伤肺引起。脉浮主外感，病在肺与皮毛。脉弦亦主燥；因为燥则皮肤肌肉血管等组织干劲，故其脉应之而弦。初秋尚温，深秋已凉。那么本案病例应该从凉燥治，还是从温燥治？从处方看，师父判断为温燥。既然判断为温燥，那应当有温燥的依据，如苔干、面赤、目赤、手掌色赤、手掌尺肤温等。这些内容，师父无暇口述，令学生记录在案。处方用吴鞠通治疗温燥的辛凉法，以桑杏汤为基本方化裁，而不用他喜用的杏苏散。之所以把桑杏汤中的栀子和淡豆豉去掉，这是因为毕竟已入深秋，深秋已凉。而且也是因为在加用了黛蛤散之后，如果再用栀子，方药就有过于寒凉之虞。处方中还加了一味玉竹；加玉竹的目的是益气生津、养阴润肺。如今的医生们在用吴鞠通桑杏汤时，一般不会再用梨皮，但师父仍然要用梨皮。我常说师父对于医疗知识是"信而好古"的，如他在用小建中汤的时候，一定要用饴糖；他在用苓桂枣甘汤的时候，一定要用"甘澜水"。我认为这样的态度，这样的做法是值得肯定，值得学习的。如果没有足够的理由否定古人做法的价值，而且做起来也方便，那为何不照着做？

吴鞠通在桑杏汤的煎服法里谈到几个很有用的知识。"水二杯，煮取一杯，顿服之，重者再作服。轻药不得重用，重用必过病所。再一次煮成三杯，其二、三次之气味必变，药之气味俱轻故也。"这也是吴鞠通"治上焦如羽"思想的体现。二煎、三煎药汤的气味必变，这也是我们应该注意的事实。

咽　喉

马某，男，37岁。1988年2月22日，初诊：

咽痛半年，舌绛，遇气恼则咽痛剧，晨起咽干。嗜酒。脉弦。

枳椇子 10g	竹叶 10g	青果 10g	元参 12g
白茅根 30g	芦根 10g	甘草 10g	山豆根 10g
板蓝根 10g	锦灯笼 10g	生地 10g	丹皮 10g
麦冬 30g			

7剂。禁酒。

【笺疏】咽痛虽然可以由寒气导致，但就临床所见，还是以热邪所致者为多。舌绛为热；遇气恼则咽痛剧，这也提示为热。患者嗜酒，嗜酒者为《伤寒论》所谓"酒客"，其人体内多湿热。脉弦主痛。综合起来看，可以断为热证咽痛。故处方用青果、玄参、麦冬、生甘草、山豆根、板蓝根、锦灯笼、生地黄、牡丹皮清热利咽，加枳椇子、白茅根、芦根清热利湿。本案处方用大队清热利咽之品，是其鲜明特点。将清热利湿药与滋阴利咽药熔为一炉，这样的应用也值得重视。

刘某，男，36岁。住顺义。1987年9月7日，初诊：

两年来吞咽时食道疼痛，平时亦常有胸背疼痛、憋闷，检查未见异常。口苦，心烦，纳尚可，睡眠不实。大便偏干，日一次；小便如常。苔白腻，脉沉弦。嗜烟。胸痹。

柴胡 12g	黄芩 6g	片姜黄 10g	香附 10g
郁金 10g	半夏 12g	糖瓜蒌 40g^{先煎}	桂枝 10g
薤白 3g	厚朴 12g	丹参 12g	

6剂，水煎服。

1987年9月14日，二诊：

纳谷好转，左臂酸痛，胸闷，脉沉。

旋覆花 10g^{包煎}	紫降香 10g	当归尾 12g	红花 10g

| 茜草 10g | 片姜黄 10g | 葛根 12g | 桂枝 10g |
| 丹参 10g | 枳壳 9g | 桔梗 9g | 乳没各 6g |

6剂，水煎服。

1987年9月28日，三诊：

左臂疼减，遵前法。

桂枝 12g	白芍 10g	当归 10g	通草 10g
细辛 3g	大枣 12枚	片姜黄 10g	红花 10g
葛根 12g			

6剂，水煎服。

【笺疏】本案以主要临床表现胸痛为依据，诊断为"胸痹"。胸痹指胸中气血被痰饮、瘀血等邪气痹阻所形成的疾病。今日西医所说的冠心病多可纳入胸痹的范畴。不过胸痹并非全都是冠心病，冠心病似乎也并非全都属于胸痹。本案胸痹既有可能与心脏病变相关，但从临床特征看来，更有可能是属于食管纵隔病变。胸闷、口苦、心烦、脉弦，此少阳证也。少阳郁滞可能导致血瘀，血瘀亦可导致气滞，气滞又可能导致痰饮。气滞、瘀血、痰饮三因素相互影响，互为因果，痹阻不通，不通则痛。气郁还可能导致郁热内生，郁热扰神又可导致睡眠不实。故师父抓住气郁的关键病机，处方以疏解少阳、清泄郁热的柴胡汤为基本方，并做适应性的化裁。由于病机以邪实为主，故去掉小柴胡汤中的参、草、枣三物，加香附、厚朴，配合柴胡疏泄少阳，理气行滞；加片姜黄、郁金、丹参活血化瘀；加瓜蒌，配合半夏化痰散结；加薤白、桂枝辛温宣通。如此化裁，则处方又包含着《金匮要略》治疗胸痹的瓜蒌薤白半夏汤、枳实薤白桂枝汤之意。瓜蒌是《金匮要略》治疗胸痹的主要药物之一。大便偏干，40g瓜蒌之用正为合适。

本案病例舌苔白腻，说明热邪不甚重，治之宜通阳气，故处方用辛温的薤白、桂枝。如果舌苔黄腻，显示热邪较重，治之宜清热邪，可以合用清热化痰散结的小陷胸汤。小柴胡汤与小陷胸汤合用，师父常常称之为"柴陷合方"。

服药后纳谷好转，胸背疼痛减轻。不过犹见左臂酸痛、胸闷。已见显效，故二诊仍守前法，继续活血行滞、化痰通痹。处方所用当归、丹参、红花、茜草、旋覆花、降香、片姜黄、葛根、桂枝、桔梗、枳壳、乳香、没药皆为常用活血行气、开痹止痛之品。其中旋覆花、茜草为《金匮要略》旋覆花汤。旋覆花汤中的新绛即茜草。红花、茜草是师父常用以活血化瘀的一组对药。片姜黄为师父治胸臂肩背疼痛的常用药味。本案处方重在活血止痛，大有《吴鞠通医案》治胸胁疼痛之通肝络方法的特点。

药效明显，故三诊仍守前法。不过病减则药亦减，故转方用《伤寒论》当归四逆汤养血活血，化瘀通络。初诊时见舌苔白腻，用桂枝、薤白、半夏等辛温宣通，三诊用当归四逆汤辛温通络，前后治法颇为一致。

刘某，女，38岁。住车马各庄。1987年2月23日，初诊：

咽堵不适，食后两肋、脘腹胀满不舒，纳差，呃逆。入睡难，眠梦纷纭。头晕重，大便干，肢倦。月经先期，白带多。善太息，胸中烦热，手心热。脉弦，苔腻。

柴胡 12g	黄芩 10g	枳实 12g	云苓 30g
陈皮 10g	半夏 15g	竹茹 15g	生姜 12g
黄连 5g	香附 10g	郁金 10g	

6剂，水煎服。

1987年3月2日，二诊：

症减，便已调，夜寐不宁，身灼热，乳房结块。

黄连 10g	丹皮 10g	地骨皮 10g	白芍 10g
夏枯草 12g	牡蛎 20g[先煎]	半夏 15g	竹茹 15g
生姜 10g	枳实 10g	陈皮 10g	云苓 20g
炙草 6g	柴胡 10g		

6剂，水煎服。

【笺疏】咽堵不适，食后两肋及脘腹胀满不舒，纳差，呃逆，善太息，脉弦，这显然为肝胆气郁、脾胃气滞之证。由于同时见有胸中烦热、手心热的症状，则知气郁已经生热。食后胀满者，实也。月经先期者，热也。头重肢倦，寐差梦多，带下多，舌苔腻，痰湿也。故拟疏肝理气、化痰清热之法，处方用柴苓温胆汤为基本方，更加黄连以加强清热的力量，且清心安神。如此加味，又是用芩连温胆汤之意。更加香附、郁金二物，以疏肝理气、活血通络。香附、郁金是师父常用的一组对药。

二诊时症状减轻。不过犹有夜寐不安等症。患者自觉身体灼热，这是郁热外发的表现。故仍守初诊处方进退，增加黄连的用量，并再加牡丹皮、地骨皮、白芍以清阴血分之热。由于增大了黄连用量，又增加了牡丹皮、地骨皮、白芍三味寒凉之品，所以相应地减去黄芩，其用意大概是不希望药剂过凉。乳房结块或者属于乳腺结节，或者属于乳腺增生，皆为痰气互结所致，故于温胆汤化痰之外，更加夏枯草、牡蛎疏肝散结。

白某，男，50岁。1988年2月8日，初诊：

咽干十余年，喜饮，二便尚可，纳食无味。舌苔腻，脉弦细。

茵陈 12g	云苓 30g	泽泻 15g	猪苓 15g
白术 10g	桂枝 10g	滑石 12g^{包煎}	寒水石 10g^{先煎}
生石膏 10g^{先煎}	竹叶 12g	双花 6g	

2剂。

1988年2月10日，二诊：

咽干，嗜酸，舌红，苔黄腻，苔剥。左脉沉弦，右脉沉细弦。

元参 15g	生地 15g	麦冬 10g	菊花 10g
石斛 10g	山楂 10g		

7～14剂，沏水代茶。

【笺疏】咽干喜饮，舌苔腻，这显示湿热不化津液，并非寒湿。因为如果是寒湿，那就会表现为苔腻而不渴饮。渴饮提示病机中还应该存在某种程度的热气。纳食无味也是由湿邪导致。故处方用桂苓甘露饮利尿化湿、清热止咳。桂苓甘露饮的药物组成为五苓散加三石，即生石膏、寒水石和滑石。五苓散具有化气行水而治口渴、小便不利的功能。加入三石以后形成桂苓甘露饮，在利湿的同时尚能清热。与五苓散证相比，桂苓甘露饮所主病证还有一个重要的特点，这就是舌苔厚腻。本案病例虽无小便不利，但腻苔足以说明水湿不化。由于处方中另有茵陈一味，故亦可理解为茵陈五苓散与桂苓甘露饮的合方。加竹叶清热利湿，加金银花清热利咽。

二诊用养阴清热、滋润咽喉方法，以代茶饮的方式给药。由于改用养阴润喉方法，似乎经过初诊治疗后舌苔已退。师父考虑到患者嗜酸味，故加味酸之山楂，以顺患者之食性。

何某，女，61岁。住半山。1987年1月21日，初诊：

年已六旬，津液不足，咽干不利，纳谷后身体不适，故食量少，身倦乏力。84年曾接受咽喉手术。大便干燥，小便尚调。舌质红，舌苔黄。

天花粉 12g	肥玉竹 12g	干石斛 20g	杏仁泥 10g
板蓝根 10g	台乌药 10g	炒麦芽 12g	炒稻芽 12g
紫苏子 5g	制香附 10g^{后下}	鸡内金 10g^焦	
麦门冬 6g	竹茹 12g	佩兰 10g^{后下}	

8剂，水煎服。

【笺疏】从临床表现特点看，本案病例存在两个主要方面的问题。其一为津液不足，主要表现为咽干不利、大便干燥。其二是胃纳不佳，纳谷后身体不适，食量少。故处方也包含对应的两组药物。一组药物生津润燥，滋阴养正：石斛、玉竹、天花粉、麦门冬、杏仁；其中石斛重用至20g。一组药物开胃进食、行气消食：乌药、炒麦芽、炒稻芽、苏子、香附、鸡内金、竹茹、佩兰。考虑到脾胃为后天之本，气血津液的生化之源，故治疗重视开胃进食。倘得胃开食进，则可望津回液复。开胃进食之品多具香燥之性；用香燥之品有可能加重津液不足的病变，所以处方同时也用了足量的滋润药物，如此便没有耗伤津液之虞。处方中还用了一味板蓝根，笔者以为那是针对咽干不利的症状。

本案处方在形式上有一个鲜明的特点，这就是药名几乎都为3个字，如肥玉竹、干石斛、紫苏子、台乌药、制香附等。全方共14味药物，只有2味药物的名称只写2个字。这种形式在师父的处方中偶有见到，但并不多见。清代少数医家的处方常有这样的风格；这些医家常常文采较好，书法亦佳，他们很在意处方的形式之美。本案处方是师父亲笔书写的一张药方。在笔者的印象里，当师父心情大好，对某病例的诊治胸有成竹、悠然自得的时候，而且是亲笔书写病历的时候，他可能采用这种形式。

霍某，女，40岁。1989年8月14日，初诊：

咽喉不利，头晕目胀，恶心，多梦，小便频数。月经周期短，量少，经水夹有瘀块。脉弦，舌白。水湿之邪上冒清阳。

泽泻20g	茯苓30g	猪苓20g	白术10g
桂枝10g			

7剂，水煎服。

【笺疏】本案处方为经方五苓散，没有进行药味加减。五苓散能化气行水、利尿祛湿，是师父治疗水证常用的一首药方。由于本案病例的各种症状，如咽喉不利、头晕目胀、恶心、小便频数、脉弦、舌白等，虽然都可能由水饮停蓄导致，但并不一定总是由水饮停蓄导致，其他病机也可以导致这样一些脉证，所以要确定本案病例的病因是水饮，属于"水湿之邪上冒清阳"，那还必须查找到其他证据。师父诊断水气的一个具有特异性意义的指标是"水舌"，即舌体胖大、舌苔水滑。病历中的"舌白"，可能是苔白，也可能是舌色淡白，这与水舌相近。另外我揣度本案病例或许还有形体肥盛、眼睑或下肢肿胀等现象。其小便频数，一定是量少而不利。处方中泽泻、茯苓、猪苓的用量都比师父的常用量更大，这充分说明他十分确定病机为水饮停蓄，此时的治疗重点在于利水祛湿。多梦并非一个特异性的症状，对于本案的辨证意义不大。

月经周期短，量少，夹有瘀块，此为血病，反映血虚血瘀。水饮内停可以阻碍血脉，利水祛湿能促进血脉流行。待水饮消除之后，如果血虚血瘀转为主要问题，那就应当养血活血。这是治疗水分、血分病变的先后次第。不过笔者认为本案处方似乎可以用经方当归芍药散，既治其水，且治其血。

王某，男，24岁，住高丽营。1988年4月4日，初诊：
颈项肿痛，咽红肿疼痛，牙龈肿痛，左侧鼻肿，按之痛，唇赤。大便可，尿清。脉弦，苔黄腻。

知母 10g	川牛膝 10g	生地 15g	生石膏 20g^{先煎}
麦冬 10g	绿升麻 10g	黄连 6g	当归 10g
丹皮 10g	玄参 15g	桔梗 6g	板蓝根 12g
连翘 10g	陈皮 10g	薄荷 10g^{后下}	马勃 6g^{包煎}

6剂。

1988年4月11日，二诊：
药后各处红肿疼痛减轻。
守方6剂。

1988年4月18日，三诊：
咽痛，憋气，咽干。

浙贝 12g	射干 10g	山豆根 10g	大青叶 6g
苦桔梗 10g	生甘草 10g	竹叶 10g	元参 10g
板蓝根 10g	藏青果 10g	双花 10g	连翘 10g
蝉蜕 3g	牛蒡子 3g		

6剂，水煎服。

【笺疏】本案病例呈现一派头面火热之症：颈项肿痛，咽部红肿疼痛，牙龈肿痛，鼻肿痛，唇赤。病历虽然没有记载病程长短，但按照常理，应该是急性发作，病在几日以内。师父采用清热泻火、解毒消肿的治法，处方用吴鞠通玉女煎合李东垣普济消毒饮为基础方，进行适应性的化裁，加牡丹皮、当归以凉血化瘀。处方药物已多，合用玉女煎，故普济消毒饮未用全方。二诊时诸症减轻，故遵效不更方的通常做法，守方再处六剂。三诊病历文字很少，仅记载咽痛、憋气、咽干，应该其他症状已经消失。故三诊重点治疗咽痛、咽干。憋气不过是由咽痛、咽干引起的一个副症。三诊处方有一个突出的特点，即将一大队临床最常用的清热利咽药物集合在一起，形成一个强大的"集团军"。之所以如此应用，我以为是考虑到初诊、二诊应用的都是清热解毒重剂，共12剂药，不可谓不多，咽干、咽痛应该随着其他诸症的消失而消失，但事实是三诊时咽痛、咽干仍然存在，这提示此二症似乎不是寻常药方所能疗，故三诊处方便集合应用大队利咽药物。这可以说是本次处方的一个鲜明特点。

张某，女，50岁，住顺义。1989年4月3日。初诊：
咽中似有物阻塞，嗳气，胃脘胀满，食欲不振。心烦不舒。脉弦，苔白。
甘麦大枣汤加龙骨、牡蛎。
7剂，水煎服。

【笺疏】咽中似有物阻塞，此症常常被称为"梅核气"；若用《金匮要略》的描述，可以写为"咽中如有炙脔"。《金匮要略》用半夏厚朴汤治疗此症。半夏厚朴汤证的病变是气滞痰阻于肺胃。肺、胃皆通于咽；咽为肺、胃的门户。本案病例尚有嗳气、胃脘胀满、食欲不振三症，可以用痰阻心下、胃气不降做解释。《千金方》(《备急千金要方》，下同)记载半夏厚朴汤证的主症有"胸满，心下坚，咽中占占如有炙肉，吐之不出，吞之不下"。半夏厚朴汤能理气化痰，降逆和胃，应该是本案病例最的对之方。但是师父却没有用半夏厚朴汤，他用的是《金匮要略》的甘麦大枣汤。甘麦大枣汤的主治病证是妇人脏躁："妇人脏躁，喜悲伤欲哭，象如神灵所作，数欠伸，甘麦大枣汤主之。"甘麦大枣汤的甘味突出。甘味多壅；本案病例气滞痰阻，似乎不宜选用甘麦大枣汤。那么为什么师父还要选用甘麦大枣汤？我认为可能是出于这样两个方面的考虑：其一，甘味虽然可能导致壅满，但甘入脾胃，能调和脾胃。且方中的小麦既能与甘草、大枣建中补土，亦具有行气和胃的功能。其二，甘麦大枣汤主治的脏躁病也多发于妇人，它的中心病机是阴血不足，心神不宁。由于心神不宁，所以可能出现各种各样的感觉异常，象如神灵所作。本案患者为50岁的女性，师父判断其病是由阴血不足、心神不宁导致，这种情况在临床上很常见，患者往往具有十分明显的情绪化特征。故师父不投半夏厚朴汤，而投甘麦大枣汤。半夏厚朴汤证和甘麦大枣汤证都列在《妇人杂病脉证并治》篇，也从一定程度上说明二者具有密切关系，每每并见。

本案病例尚有心烦一症，故处方用甘麦大枣汤加龙骨、牡蛎。龙骨、牡蛎可治心烦。张仲景常用此二物安神除烦，如桂枝甘草龙骨牡蛎汤、柴胡加龙骨牡蛎汤都用此二物安神除烦。须知安神除烦也能缓解、减轻甚至消除由心神不宁引起的各种病证。

卢某，女，40岁。住顺义城关。1988年1月4日。初诊：

咽中堵塞感伴疼痛三月余，咽中如有物阻，心烦急躁，时呕，大便不爽，经带尚调，胃脘胀痛。苔腻，质红，脉滑。

柴胡 12g	黄芩 9g	黄连 9g	半夏 15g
糖瓜蒌 40g^{包煎}	桂枝 9g	枳实 9g	陈皮 9g

4剂。水煎服，间日1剂。

1988年1月11日，二诊：

呕逆止。咽中仍有梗阻感。大便日一次，脘痛如前。血压140/90mmHg。

厚朴 12g	半夏 15g	紫苏 10g	云苓 30g
青陈皮各 10g	片姜黄 10g	枳壳 9g	香附 10g

6剂。水煎服。

1988年1月25日，三诊：

近日来咽痛，发紧。

桂枝 10g	云苓 30g	炙草 6g	半夏 10g
陈皮 10g	枳壳 10g		

6剂。水煎服。

【笺疏】咽喉为肺与胃的门户，为气与水谷进入人体的通道。故咽的病证常常是肺或胃的病证。本案病例的主诉是咽中堵塞感，伴有疼痛，这首先当然要考虑肺、胃病变的可能。加之同时又有胃脘胀痛、大便不爽、时呕这样一些胃气不降的表现，故病在胃的可能性可以进一步确定。心烦急躁，舌红，这是热气的反映。脉滑、苔腻是痰湿的显示。综合起来看，本案病例属于痰湿热邪结于心下，阻塞于咽。由于咽中堵塞感多见于女性，多与肝胆气郁有关，常被称为"梅核气"，且肝胆能疏泄胃土。所以师父拟定疏泄少阳、清热化痰的治法，处方用小柴胡汤、小陷胸汤合方。对于气郁痰结之症，师父常常如此应用，他称此为"柴陷合方"。既然为邪实之证，故去掉小柴胡汤中的参、草、枣之甘补。热郁明显，所以也不用生姜。此外，处方还添加枳实、陈皮二物，以配合半夏、瓜蒌化痰散结。至于加桂枝的目的，我认为针对的胃痛，或许也考虑到桂枝有伐肝之能。

药后呕逆止，然咽中仍有梗阻感，胃脘疼痛如前。血压较高是邪实的表现。故二诊转方用治疗"梅核气"的常用方半夏厚朴汤理气化痰。另加青皮、枳壳和香附，以加强处方的理气之力。加片姜黄以治胃脘疼痛。

三诊发生在半个月以后。从病历记载"近日来咽痛，发紧"看来，可以推知患者在二诊服药后，其咽中堵塞感及胃脘疼痛都已消失，数日平安之后，近几天又出现了咽痛、咽中紧缩感。三诊用的是散寒化痰方法，处方是二陈汤加桂枝、枳壳，由此可以推知面色、舌脉等均无热象。

本案一诊处方用芩、连，二诊处方不用芩、连，三诊处方不唯不用芩、连，且加了一味辛温散寒的桂枝，始终理气化痰散结，由清热到散寒过渡，处方思想脉络是清晰的。

田某，女，41岁。1987年6月15日，初诊：

咽喉如有物梗阻三月余，时呃逆，心烦，急躁，纳谷不香，自觉胸膈中灼热。舌淡，脉弦。

茯苓 30g	白术 10g	炙草 10g	桂枝 10g
厚朴 10g	半夏 12g	太子参 12g	

10 剂。

1987年6月29日，二诊：

咽喉阻塞感渐减，呃逆减少，心悸时作，带下量同前。

厚朴 12g	苏梗 10g	半夏 12g	陈皮 10g
桂枝 12g	茯苓 30g	白术 10g	炙草 10g
太子参 15g			

6 剂。

1987年7月13日，三诊：

咽喉不利，如有物阻症基本同前，痰量减少，纳增加，呃逆时作。

南佛手 12g	浙贝 12g	郁金 10g	瓜蒌皮 12g
竹茹 12g	香附 10g	荷蒂 12g	麦麸糠 10g
沙参 12g			

12 剂。

【笺疏】本案病例的主诉亦属于梅核气现象。一般而言，梅核气多属于痰气结于咽喉，治之常用半夏厚朴汤。但本案病例有心烦、急躁、胸膈中灼热3个症状，这三个症状一般多属于内热，显示热郁胸膈。按理应该用栀子、黄芩等清泄胸膈郁热，可是本案处方为苓桂术甘汤加半夏、厚朴、太子参，这说明师父并不因为有心烦等三症的存在，遂判断本案病例属于胸膈热郁。既然用的苓桂术甘汤加厚朴、半夏等物，以方测证，他的判断是寒痰水饮阻结。我认为之所以不受心烦等三症的影响，不作胸膈郁热的判断，大概有3个方面的依据。其一，本案记载的脉证不多，舌淡是一个较为重要的指标；舌淡无热。如果是胸膈郁热，那一定见红舌，至少是舌尖红，至少是舌不淡。其二，从二诊记录看，初诊病历记录遗漏了"带下色白质稀、量略多"的症状，这是水饮痰湿的一个重要依据。其三，我揣度本案病例极可能还存在面无热、手与尺肤清冷的现象，只是因为师父未口述，记录者因此也未书写在案。基于这三个方面的信息，师父认为心烦三症并非郁热，乃是虚热。

本案处方为苓桂术甘汤加味，由此可知师父认为本案病例属于水气上冲证。按照他的认识，水气上冲于咽喉，可以引起咽中异物感，治之宜化气行水、降逆平冲。本案处方以苓桂术甘汤为基本方，又从治疗梅核气的常用方半夏厚朴汤中借来半夏、厚朴二物，以理气化痰，散结利咽。更加太子参益气健脾，培土制水。服药以后症状减轻，咽喉阻塞感渐减，呃逆减少，不过仍心悸时作，带下量同前。既已获效，故二诊仍守前法，并加苏梗、陈皮，用完整的半夏厚朴汤。

药后痰量减少，纳谷增加，但咽喉症状如故。这提示不仅有痰结，而且应该存在气结病机。于是三诊处方用佛手、香附、郁金、麦麸糠、荷蒂理气散结，用浙贝、瓜蒌皮、竹茹化痰。理气化痰治法同，而药味不同，这是临床常用的"守法易药"做法，很有实用价值。处方用沙参易太子参，目的是益气养阴，还可以制约诸多理气化痰药物的辛燥之性。

唐某，女，30岁。住顺义。1989年4月3日，初诊：

咽中如有物阻月余，有痰，时恶心，口苦，眠差，心烦，二便及饮食尚可。舌淡胖，苔白，脉弦细。

| 柴胡 12g | 黄芩 10g | 半夏 12g | 生姜 14g |
| 大枣 7 枚 | 党参 6g | 炙草 6g | 桔梗 10g |

7 剂。

【笺疏】喜呕、口苦、心烦、脉弦细，此柴胡证也。柴胡证的基本病机为少阳气郁，胆火上炎。胆火上炎可能引起咽干、咽痛等咽喉症状。气郁亦可能产生痰饮，痰饮亦可能结于咽喉。舌淡胖，苔白，这是痰饮的特征。治之宜疏泄少阳，调畅气机，化痰散结。对本案病例的治疗，无论是采用师父善用的抓主症方法，还是采用针对病机的用药方法，都应该投小柴胡汤。另加一味桔梗，以化痰利咽。

褚某，女，20 岁。住怀柔。1987 年 10 月 26 日。初诊：

声哑、口干七月余，起病时咽喉疼痛，数日喉咽喉疼痛消失。刻下尚有心烦、急躁、善太息。纳尚可。月经不调，时两月一行。脉沉弦滑，舌质偏红。肝胆气郁，肺气不宣。

桔梗 10g	杏仁 10g	枳壳 10g	柴胡 12g
黄芩 6g	半夏 10g	生姜 10g	炙草 6g
党参 6g	大枣 6 枚		

6 剂。

1987 年 11 月 2 日，二诊：

声哑、咽干无大变化。

桑叶 10g	菊花 10g	蝉衣 3g	玉竹 10g
沙参 10g	竹叶 6g	连翘 6g	桔梗 6g
芦根 10g	青果 10g	玄参 6g	麦冬 12g
生甘草 6g	马勃 3g	胖大海 3g	

6 剂。

【笺疏】本案病例以声哑、咽干为主诉。声哑为声带病变，属于肺病。古语曰："金破不鸣，金实亦不鸣。"金破指肺虚，金实指肺实。从本案病例的伴随症状心烦、急躁、喜太息、脉沉弦滑、舌红看来，其声哑当属肺实，肺气不宣。脉沉弦滑反映肝胆气郁。故处方以小柴胡汤为基本方，疏泄肝胆，清宣肺气，另加桔梗、杏仁、枳壳三物以宣降肺气。

服药后未见明显疗效，二诊处方改用滋阴润肺、宣降肺气的方法，改以桑菊饮为基本方，加玄参、麦冬、玉竹、蝉衣、马勃、竹叶以增强滋阴润肺、宣降肺气的功能。处方含有治疗虚热咽痛的经典常用方"玄麦甘桔汤"。胖大海、青果为治疗嗓音的专病专药。我认为如此用药是有实用价值的，值得参考。处方之所以未用桑菊饮中的杏仁、薄荷，笔者以为处方既然用够前述诸药，故不用此二物也是可以的。

邓某，女，41 岁，1986 年 12 月 15 日。

言语不利 2 个月。平素心烦急躁，嗜睡，便偏干。患者自 1975 年扁桃腺摘除术后即有言语謇涩现象。

| 菖蒲 12g | 竹叶 12g | 连翘 10g | 黄芩 9g |
| 黄连 9g | 大黄 3g | 丹皮 10g | 红花 10g |

桃仁 10g

6 剂。

【笺疏】声音发于喉，而言语出于舌。心开窍于舌，心气通于舌。故言语不利主要是舌的病证，多由心络阻塞所致。患者心烦急躁，嗜睡，大便干，这提示心火亢盛。故处方用三黄泻心汤清泻心火，更加竹叶、连翘清心，加牡丹皮、红花、桃仁活血通络，更加石菖蒲化痰以通心窍。《本经》（《神农本草经》，下同）记载石菖蒲有"通九窍"之能；临床常用石菖蒲治疗头脑、耳鼻诸窍堵塞病证，事实表明它具良好的化痰通窍能力。

靳某，女，34 岁。1986 年 12 月 15 日，初诊：

咽喉不利，脘腹满闷，白带量多。

| 云苓 30g | 白术 15g | 炙甘草 9g | 桂枝 10g |
| 党参 9g | 泽泻 12g | | |

6 剂。

【笺疏】咽喉不利，脘腹满闷，如果再见白带量多，那么咽喉不利、脘腹满闷二症最有可能的原因便是水饮；水饮凝结于咽喉则咽喉不利，水饮停聚于脘腹则脘腹胀满。处方用苓桂术甘汤温化水饮，加泽泻以增强利水力量；更加党参，则处方具备四君子汤的实质，具有健脾益气的功能，便能从根本上治疗痰湿产生的源头。如今我治疗此种病证，常常重用白术至 30g，以健脾除湿止带，每可获得立竿见影的疗效。

杨某，男，52 岁。1987 年 5 月 4 日，初诊：

咽痒，吐白黏痰。咽干时痛，鼻塞。过敏性鼻炎。

藏青果 10g	川贝母 10g	蝉衣 3g	桔梗 6g
甘草 6g	石斛 12g	麦冬 12g	凤凰衣 3g
竹叶 6g	玄参 6g		

6 剂，水煎服。

【笺疏】本案如果是一例新发病证，那显然属于急性上呼吸道感染。在中医看来则属于急性上呼吸道感受风邪。鼻与咽为肺之门户。急性上呼吸道感受风邪最常见风寒、风热两种类型。处方未用荆芥、防风、麻黄、细辛、干姜、半夏等辛温宣肺、化痰止咳之品，所用皆为清凉之品，由此可以推知本案病例当无寒邪现象，如面色青、舌苔白、舌不红、口淡不渴等，无寒即为热。或者有一些热邪表现,如面色赤、舌苔黄、舌色红、手温等,如此方可判断为风热上受。本案处方有一个十分鲜明的特点,这就是联合应用一些常用的利咽之品,如藏青果、川贝母、蝉衣、桔梗、生甘草、玄参、麦冬、凤凰衣等。石斛与竹叶二物也有清热利咽功能。如此处方用药,很有参考价值。

金某,女,28岁。1987年5月4日,初诊:

胸中憋闷两月余。咽中堵,如有物阻。咽干,检查无异常。心悸时作,经调,带下量多。舌水滑,脉弦。咽喉不利。

桂枝 10g	半夏 12g	茯苓 30g	炙草 6g
白术 6g	厚朴 10g	苏梗 9g	

6剂。

1987年5月11日,二诊:

咽喉自觉堵闷减轻,时呃逆,口干,腹胀。

桂枝 12g	茯苓 30g	厚朴 10g	半夏 12g
炙草 9g	白术 9g	青陈皮各 9g	

6剂。

1987年6月1日,三诊:

服药期间,诸症减轻,停药后证情反复,咽堵胸满。

半夏 12g	茯苓 30g	厚朴 12g	紫苏 9g
生姜 9g	桂枝 10g	炙草 6g	白术 6g

6剂。

【笺疏】本案病例胸中憋闷,咽中有堵塞感,如有物阻,心悸时作,这样的病证,较常见的病机有痰阻、气滞或瘀血。痰阻者可用半夏厚朴汤,气滞者可用逍遥散,血瘀者用血府逐瘀汤。检查见到舌苔水滑,脉弦,由此即可确定本案病例的病机为水气上冲。带下量多也反映患者体内水湿较盛。月经调,说明病在气分,未累及血分。咽干虽然多见于燥热,但也可以见于水饮不化病变,所以舌干不影响水气上冲的诊断。师父诊断水气上冲的一个关键标准是舌苔水滑;舌头表面有很多的水,就好像才从水中出来,所以古书里有"水滑欲滴"的描述。这种舌象,我考虑是患者唾液腺分泌旺盛的结果。水气上冲是师父提出的一种学说。水气上冲的主要机制是心阳不足,脾不运化,且不能制水,于是下焦水饮向上冲逆。冲逆到心下便会产生痞满,冲逆到心胸便会导致胸闷、心悸,冲逆到咽喉即可能引起咽喉异物感,或者咳喘,冲逆到头部就可能导致眩晕,冲逆到耳则为耳鸣、耳闭，冲逆到鼻则为鼻塞、流涕。弦脉为阴脉。师父治疗水气上冲病证总是以经方苓桂术甘汤为基本方，并随证化裁。本案病例以咽喉异物感、胸闷为主要表现，故处方以苓桂术甘汤合《金匮要略》治疗"咽中如有炙脔"的半夏厚朴汤。半夏厚朴汤有生姜，而处方无生姜，笔者认为可能是让患者自加生姜。

药后症减。患者诉呃逆、腹胀。呃逆、腹胀乃胃失和降、胃肠气滞之象，故二诊守前方加青皮、陈皮降逆和胃、行气除胀。由于既已用青皮、陈皮，又已用厚朴，此三物行气破气，所以就不再用苏梗。不仅如此，处方还增大甘草、白术的用量，这是用甘草、白术益气，防御青陈皮、厚朴伤气。

药后病证进一步减轻，患者遂未再复诊。不过在 20 天以后，诸症又现反复，仍然咽堵胸闷。于是师父再投用初诊处方。此次用半夏厚朴汤原方药味，未去生姜。

王某，男，46 岁，中学教师。1986 年 10 月 20 日，初诊：
音哑两月余，咽干，有痰难出，胸闷。

象贝 9g	菖蒲 9g	茵陈 9g	射干 9g
白蔻仁 6g	杏仁 9g	薏米 12g	竹叶 10g
滑石 12g	苦桔梗 3g	通草 6g	藿香 4g
连翘 4g	芦根 10g		

6 剂。

1986 年 10 月 27 日，二诊：
音哑，咽中觉有痰，不易出，话多哑干加重，二便调。

竹叶 6g	桔梗 6g	川贝 6g	蝉衣 3g
玄参 3g	石斛 10g	生甘草 3g	藏青果 6g
细生地 3g	麦冬 6g	海南子 6g	

引加鸡子白 1 个。

1986 年 11 月 7 日，三诊：
音哑，咽有痰不适，舌尖红，脉弦细滑。

蝉衣 5g	生甘草 5g	炙甘草 5g	生桔梗 5g
青黛 3g	双花 20g	诃子肉 5g	连翘 10g
公英 20g			

另：桔梗 15g，诃子肉 15g 单包，每取适量沸水渍之代茶。

3 剂。

1986 年 11 月 10 日，四诊：

服药效显。

守方。

1986 年 11 月 14 日，五诊：

服药见效。

守原方加黄连 2g，续进 4 剂。

1986 年 11 月 18 日，六诊：

服药症减。

上方加僵蚕 10g、牛蒡子 10g、黄柏 3g。

4 剂。

【笺疏】此案患者失音 2 个月。古人云：金破不鸣，金实亦不鸣。金指肺脏。这句话的意思是说，失音属于肺病；失音既有虚证，亦多实证，并非都是虚证。本案患者诉"有痰难出"，这提示其失音可能是由痰邪阻塞于喉部的络脉。故师父用治疗湿热证的甘露消毒丹合三仁汤化裁；这是他比较惯常的处方用法。以我跟随师父多年的观察，上呼吸道病变，但见舌苔厚腻者，师父即可能用甘露消毒丹，常常也会合用三仁汤，或者仅仅从三仁汤借来二三味药物。他若用甘露消毒丹，也一定是以舌苔厚腻为用药依据。所以我敢于肯定本案病例一定见舌苔厚腻。

二诊治疗方向有所转变，在开宣肺气的同时，结合应用一些滋阴润喉的药物。滋阴润喉法与化痰除湿方法一燥一润，一泻一补，它们是相互对立的、相互矛盾的两种方法。这里就产生了一个问题：第二诊治法出现这样大的转变合理吗？我认为是合理的。第一，患者初诊后已服用化痰除湿汤药六天，痰湿应该被清除掉一部分，而且也可能出现某种程度的伤阴化燥结果。病历没有提到二诊时舌苔的变化，我想或许已经转为薄苔甚至少苔。第二，二诊时的临床表现有一个特点，即说话多即声哑咽干加重，这就提示同时存在"金破"的可能，而不再单纯是痰湿阻络。若单纯为痰湿阻络，那患者在讲话之后，声哑症状应该有所减轻，这是因为讲话时的声带振动对喉中的痰湿会有一定程度的疏通作用。所以在六天清化痰湿之后，出现金破现象，师父遂调整治法，一面用桔梗、蝉衣、川贝、竹叶、胖大海开宣肺气，化痰利喉，一面用玄参、石斛、生地黄、麦冬、藏青果滋阴润喉。初诊用浙贝母，二诊用川贝母，也反映出师父的思维是要"润喉"。因为浙贝母化痰散结的力量胜，而川贝润化燥痰的力量胜。桔梗、甘草配伍是《伤寒论》的桔梗汤；桔梗汤是治咽喉疼痛的祖方。二诊处方的一个鲜明特点是叠用若干传统治疗声音病证的药物，如胖大海（即处方里面的"海南子"）、藏青果、蝉衣、鸡子白。胖大海味甘，性凉，具有清肺化痰，利咽开音的功能，主治肺热声音嘶哑、咽喉疼痛、咳嗽等症。藏青果为诃子的幼果，具有清热生津，利咽解毒的功能。蝉衣开宣肺气，疏散风热，利咽喉，出声音。我认为古代医家用蝉衣治疗声音病证，多少与他们取类比象的象思维有关，这与用凤凰衣治疗声音症状是一样的道理。取类比象的象思维在古代应用较多，常常也有不同程度的牵强附会，但它也确实给人一定的启发和引导，人们由此发现一些药物的药用或食用功能。用鸡子白为引，也是为了滋阴润肺、利喉出声。《伤寒论》治"少阴病，咽中伤，生疮，不能语言，声不出者"的苦酒汤即用鸡子白作为主要药味。大量生活经验表明，鸡子白确实有利咽喉、出声音的功能。

二诊处方还有一个鲜明的特点，这就是诸药用量皆轻。患者为 46 岁男性，全方虽然有 11 味药物，然其总重量却只有 58g。药量如此小，这反映出师父对吴鞠通"治上焦如羽"观点的接受和实践。吴鞠通说："轻药不得重用，重用必过病所。"失音是喉与声带的病证，不仅病位在上，而且声带的特点是轻则声扬，重则声抑，故忌用重药。

初诊清化痰湿，二诊联合应用养阴润喉方法，虽有小效，但声哑仍在。检查见舌尖红；结合前两诊所见脉症，师父仍然辨识为热证。从道理上讲，经过清化痰湿、养阴润喉的治疗，可能痰湿已去，肺阴已复，故师父在三诊时改变思路，专注于治疗结于咽喉的风热，用吴鞠通治上焦风温的辛凉平剂银翘散化裁。本次处方的一大特点便是叠用治疗咽喉感染的常用药物如金银花、连翘、桔梗、甘草、蒲公英、青黛、蝉衣、诃子。银翘散未用全方，仅用其中四味最基本的药物，即银、翘、桔、草；另加蒲公英、青黛、蝉蜕、诃子以疏风宣肺，清热解毒，利咽出声。全方药物用量仍然不大，总药量仅有 78g。其中生甘草、炙甘草同用，一面清热利咽，一面甘温益气。此外再用桔梗、诃子肉二物，以沸水渍之代茶，仿《伤寒论》苦酒汤"少少含咽之"的服法，让患者慢慢饮用，使药物能够较长时间持续直接作用于咽。

四诊时见药后效果明显，于是仍守上方。五诊依然守方，再加黄连 2g 清热；六诊继续守方，并加白僵蚕、牛蒡子、黄柏清热解毒利咽。诸诊治疗思想皆为清热泻火、利咽出声。

本案应该能给读者一个启发，这就是急性失声的病机一定是以邪实为主，邪气闭阻于喉，故用药重在祛邪，开肺宣肺，以出声音；不可过早用滋阴利咽治法。

耳 鼻

剂某，女，62 岁。1986 年 10 月 6 日，初诊：

耳痛，牙痛，手足关节痛。脉弦，苔腻。

龙胆草 10g	柴胡 10g	黄芩 10g	栀子 10g
牡丹皮 10g	防己 10g	木通 10g	竹叶 10g
滑石 12g	青黛 9g ^{包煎}	车前子 10g	茵陈 12g

7 剂。水煎服。

【笺疏】 本案病例以耳痛为主诉。其脉弦，其苔腻。弦主肝胆病；腻苔主湿。故辨证为肝经湿热证，用龙胆泻肝汤化裁。龙胆泻肝汤是师父喜用的经典名方之一。从本案处方加青黛、牡丹皮、竹叶、滑石、茵陈等清泻肝胆湿热的药物看，我认为应该还见有若干湿热邪盛的征象未在病历上记述，如形盛气实、性情急躁、声高语疾、小便不利、小便黄、便溏等。不然仅凭上述寥寥几个脉症，确诊肝胆湿热的依据是不够的。这是我们在读名家医案时特别需要注意的一个问题。古今大家在临床辨证时，并非仅凭舌脉，并非仅凭患者诉说的症状。通过望诊对患者精气神的感知，对形气之寒热虚实的感知，往往有着决定性的意义。只不过有一些名家自己也不清楚这一事实，他们自己也说不清，往往便用"医者意也"做解释。我认为这就是一些大家、名家、高年资医生很喜欢"医者意也"这句话的道理之一。读者若不明白这一点，就会错误地认为名家辨证论治随意性很强，诊断辨证依据不充分。曾几何时，人们将舌、脉的诊断价值推举到至高无上的地位，忽视、轻视医者对患者精气神、形气虚实寒热感知的意义。我认为当代中医大学教育，以及所谓"中医科学化""中医证客观化"研究浪潮是导致这一问题的重要推手。我对书院弟子班的学生说，舌反映寒热虚实，脉反映寒热虚实，在舌脉以外，呈现在医者面前的患者形神气色就不反映寒热虚实吗？

防己、木通、茵陈具有清热利湿、治疗手足关节疼痛的功能。去生地黄、当归，极有可能是因为存在便溏、大便次数较多的症状。去甘草，以其小便不利也。

毛某，女，30 岁。1989 年 3 月 6 日，初诊：

耳鸣如蝉，时头痛，以两侧明显；心烦急躁，失眠多梦，口舌生疮。血压：180/100mmHg。疲乏，下肢疲软无力。食后吐酸。面红，脉沉弦，舌红，苔白。

三草降压汤加龙骨 20g、牡蛎 20g、黄连 10g

6 剂。

1989 年 3 月 13 日，二诊：

月经来少，头之两侧作痛，耳鸣，失眠。

当归 15g	生地 10g	芥穗 9g	桃仁 12g
牛膝 10g	白芍 30g	川芎 10g	夏枯草 15g
丹皮 10g			

7 剂，水煎服。

1989 年 3 月 28 日，三诊：

上方加坤草 15g、胆草 6g。

7 剂。

1989 年 4 月 3 日，四诊：

耳鸣，头昏，心烦，时恶心，苔白腻，脉沉弦。

温胆汤合平胃散

7 剂。

【笺疏】血压甚高，耳鸣如蝉，时时头两侧疼痛，心烦急躁，失眠多梦，口舌生疮，这些症状都是肝火上冲、心肝火盛的明证。故处方用师父自制的三草降压汤清火泻肝、疏风降压。另加龙骨、牡蛎镇肝息风，镇静安神；更加黄连清心除烦，降火安神。

二诊病历仅仅记载月经适来，月经量少，头痛，耳鸣，失眠。由此似乎可以推断药后病情得以减轻，症状已经减少。月经适来，月经量少，此血虚血滞之证，故用桃仁四物汤养血活血，更加牛膝、牡丹皮活血通经。心主血，主神明，养血即可安神。患者还有头痛、耳鸣，故再加荆芥穗、夏枯草疏散头风。

三诊病历未记载病情，但于二诊处方加益母草、龙胆草，这是重回三草降压汤应用。四诊时见耳鸣、头昏、心烦、时恶心、苔白腻、脉沉弦；头昏、恶心、苔白腻为痰湿表现，遂改变治疗方向，拟化痰除湿之法，处方用温胆汤合平胃散。头昏、恶心、苔白腻，以及前二诊病历里记录的失眠，这些是第三诊处方的主要用药指征。

程某，女，43 岁。1988 年 2 月 29 日，初诊：

耳鸣，耳聋，耳流脓黄水。大便调，脉弦滑。

柴胡 10g	黄芩 10g	龙胆草 10g	当归 10g
栀子 10g	连翘 10g	双花 10g	丹皮 10g
白芍 10g	地丁 10g	甘草 6g	泽泻 10g
车前子 10g^{包煎}	青黛 6g^{包煎}		

7 剂，水煎服。

【笺疏】耳流黄脓水，这是肝胆湿热病变的明确特征。正因为有这一个症状，所以也可以判断本案的耳鸣、耳聋是由肝胆湿热所致。故处方以清利肝胆湿热的经典名方龙胆泻肝汤为基础方，根据具体病情进行加减化裁。加青黛、连翘、金银花、紫花地丁清热利湿，疏风解毒；加白芍清肝平肝。去通草者，或许是考虑到清热利湿的药味已经足够，无须更用通草。去生地黄者，或许是考虑到处方中已有栀子、紫花地丁、白芍、当归等具有滑下之性的药味，用生地黄既有滋腻敛湿之虞，也有滑下导致腹泻的顾虑。

王某，女，55 岁。1987 年 8 月 24 日，初诊：

耳鸣、耳聋半年余。半年前突发耳鸣如雷，继之耳聋。小便黄、灼热。脉沉弦，苔白腻。

柴胡 12g	菖蒲 12g	龙胆草 10g	黄芩 10g
栀子 10g	木通 10g	车前子 10g^{包煎}	黄柏 10g
当归 10g	生地 10g	泽泻 15g	生甘草 3g
滑石 12g			

6 剂。

【笺疏】耳病多肝肾疾病；其虚者多属于肾，其实者多属于肝。本案病例于半年前突发耳鸣、耳聋，耳鸣如雷声之强烈，而非如蝉鸣之细弱，更见尿黄且灼热，舌苔白腻，所以本案病例肝经湿热的特征十分明确。故处方用龙胆泻肝汤为基础方，更加石菖蒲化痰通窍，再加黄柏、滑石增强清热利湿的力量。

贠某，女，65 岁。1987 年 9 月 21 日，初诊：

耳鸣，耳聋，舌强，高血压病，大便干，二日一解。脉弦，舌红。

大黄 2g	黄芩 9g	黄连 9g	竹叶 10g
生地 9g	元参 10g	栀子 9g	龙骨 20g

| 牡蛎 20g | 白芍 15g | 丹皮 10g | 夏枯草 15g |
| 坤草 15g | 怀牛膝 10g | | |

6 剂。

1987 年 9 月 28 日，二诊：

药后耳鸣、脑鸣减轻，大便已调，舌红。

黄连 10g	竹叶 10g	菖蒲 10g	龙胆草 10g
黄芩 10g	栀子 10g	丹皮 10g	白芍 15g
甘草 6g	生地 10g	元参 12g	麦冬 15g
牛膝 10g	夏枯草 12g	坤草 12g	

6 剂。

牛黄清心丸 4 丸。每服 1 丸，汤药送下。

1987 年 10 月 12 日，三诊：

服药耳聋较前好转，血压平稳，便干，每日一行。

元参 12g	生地 12g	石决明 30g^{先煎}	珍珠母 30g^{先煎}
丹参 12g	白芍 15g	丹皮 10g	龙胆草 10g
黄芩 6g	栀子 6g	大黄 2g	夏枯草 15g
坤草 15g	牛膝 10g		

6 剂。

忌辛、油腻。

1987 年 10 月 19 日，四诊：

头晕耳鸣又减，大便已调，血压已正常，脉沉弦，舌红苔白。遵前法。

珍珠母 30g^{先煎}	丹皮 10g	龙胆草 10g	石决明 30g^{先煎}
生地黄 10g	丹参 12g	白芍 15g	大黄 2g
牛膝 10g	黄连 2g		

6 剂。

1987 年 10 月 26 日，五诊：

药后证情继减，惟感舌短，脉弦。

菖蒲 10g	黄连 10g	竹叶 12g	生地 10g
麦冬 15g	龙牡各 20g	元参 15g	白芍 10g
丹皮 10g	生甘草 9g	木通 10g	

6 剂。

牛黄清心丸 6 丸，每日服汤药时，送 1 丸。

1987 年 11 月 2 日，六诊：

头晕、耳鸣减轻，舌短同前。纳佳，便调。

菖蒲 12g	黄连 9g	黄芩 9g	栀子 9g
丹皮 10g	白芍 12g	龙胆草 9g	元参 15g
生地 12g	麦冬 20g	珍珠母 30g^{先煎}	牛膝 10g
丹参 10g	坤草 15g	夏枯草 12g	石决明 15g

10 剂。

1987 年 11 月 16 日，七诊：

血压已正常，头不晕，舌短略减，仍耳鸣、耳聋，便调。

磁石 10g	熟地 15g	元参 15g	石斛 30g
寄生 30g	知母 9g	黄柏 9g	龟甲 15g
鳖甲 10g	牛膝 10g	丹皮 10g	白芍 15g
坤草 15g	朱砂粉 1g^{冲服}	丹参 10g	龙胆草 6g

6 剂。

1987 年 11 月 23 日，八诊：

头晕止，眠宁，余症基本同前。脉弦，按之大，舌绛。

龙胆草 10g	栀子 10g	柴胡 10g	生地 10g
车前子 10g^{包煎}	当归 10g	泽泻 12g	木通 10g
生甘草 6g	黄芩 10g	龙牡各 20g	牛膝 12g

6 剂。

1987 年 11 月 30 日，九诊：

耳鸣略减，无余症。

珍珠母 30g	石决明 30g	石斛 30g	元参 15g
生地黄 12g	杭白芍 15g	生甘草 10g	牛膝 10g
夏枯草 10g	益母草 15g	龙胆草 6g	

6 剂。

1987 年 12 月 7 日，十诊：

耳鸣明显减轻，大便调，舌红，脉弦。

玄参 15g	生地 15g	丹皮 10g	白芍 15g
生草 10g	牛膝 10g	龙胆草 9g	夏枯草 12g
坤草 15g	珍珠母 30g^{先煎}	石决明 30g	石斛 30g
龟甲 10g			

6剂。

1987年12月14日,十一诊:

头晕已止,耳鸣又减。

珍珠母 30g^{先煎}	石决明 30g	当归 10g	白芍 10g

珍珠母 30g^{先煎}　　　石决明 30g　　　当归 10g　　　白芍 10g

生地 10g　　　石斛 30g　　　元参 10g　　　龟甲 12g

牛膝 10g　　　甘草 6g

6剂。

1987年12月21日,十二诊:

耳鸣减轻,昼轻夜甚。昨日起自觉舌短发僵。

菖蒲 10g　　　黄连 10g　　　黄芩 10g　　　竹叶 10g

胆草 10g　　　夏枯草 12g　　　坤草 15g　　　牛膝 12g

石决明 30g　　　赤白芍各 10g　　　丹皮 10g　　　丹参 10g

玄参 12g　　　大黄 1g　　　龙牡各 20g

6剂。

牛黄清心丸 10丸,每服 1丸,早晚各 1丸。

1987年12月28日,十三诊:

耳鸣减,舌尖麻木。

黄连 10g　　　黄芩 10g　　　生地 10g　　　白芍 10g

丹皮 10g　　　钩藤 12g　　　石决明 30g^{先煎}　　　珍珠母 30g^{先煎}

玄参 15g　　　石斛 30g　　　麦冬 15g　　　生甘草 6g

竹叶 10g

6剂。

牛黄清心丸 10丸,每服 1丸。

【笺疏】耳鸣耳聋是比较难治的病证。对于耳鸣耳聋,西医多从微小血管堵塞、神经功能退变两个方面考虑,采用活血溶栓或营养神经两种治疗方法。本案患者年过六旬,一般而言其听觉系统已经出现一定程度的生理性退变。耳虽然为肾之窍,但足少阳胆之经循行于耳周。肝胆病常见耳病,就是因为耳与肝胆的这种密切关系。然耳病之新起者多与肺系统相关,故新病宜治肺,久病治肝肾;久病之实者治肝,虚者治肾。本案病例血压高,其肝气旺实。大便干,两日一行,这也是实证的表现。舌红者,热也;脉弦者,肝胆病也。舌强也由火邪所致。可见本案病机为肝胆实热。故治之宜清泻肝胆,镇肝息风。处方用大黄、黄芩、黄连、栀子、竹叶清热泻火,用夏枯草、益母草、牛膝降压,用生地黄、玄参、白芍养肝肾之阴而柔肝，用龙骨、牡蛎镇肝潜阳。这一套组合拳是师父治肝火上炎、肝阳上亢的最常应用的方法。

6剂药后，耳鸣、脑鸣减轻，大便已调。效不更方；故二诊处方于上方去大黄之通泄。既去大黄之通，故亦同时去掉龙、牡之涩；若不然，即有胃肠涩而不通之虞。再加龙胆草，便成"三草降压汤"之全，目的是进一步清泻肝胆之火。加石菖蒲以化痰通窍，加用牛黄清心丸，以治舌本僵硬。心开窍于舌；故治舌宜治心。北京四大名医之一的孔伯华先生治脑血管硬化一类的疾病，常配合使用牛黄清心丸。

此后若干次复诊，师父不外将清泻肝火、平肝潜阳、滋补肝肾、活血通络诸法结合应用，历次处方皆然，虽然最后一次处方有所变化，然出入不大。胸有成竹，稳打稳扎。为了清肝平肝的目的，或加钩藤、知母、黄柏；为了平肝潜阳的目的，增添或改用石决明、珍珠母；为了滋补肝肾的目的，或另外增添石斛、麦冬、桑寄生；为了活血通络的目的，或加用丹参、赤芍。前后用药3个月左右，患者的血压、耳鸣、耳聋、头晕诸症一一逐渐好转。本案对于舌短、舌强，则用清心火治法，加木通、竹叶，与处方原有之地黄、甘草相合，以成导赤散；或并用牛黄清心丸，其目的也是清心通窍。处方亦每用石菖蒲化痰通窍。在重点治耳鸣、耳聋时，则另加灵磁石、朱砂粉，取治耳鸣、耳聋的经典名方"磁朱丸"之意。

邵某，男，4岁。1986年9月29日，初诊：

鼻衄已年余，入夜尤甚，时有牙痛，苔薄，舌红。

| 黄连6g | 黄芩6g | 大黄3g | 生甘草3g |
| 生地6g | 丹皮6g | 生石膏6g | 元参6g |

6剂。

【笺疏】本案患者为4岁小儿；小儿为阳盛之体。症见鼻衄，舌红，牙痛，仅仅依据这三条信息基本上就可以确定为血热证。入夜尤甚也是血热证的一个重要特征。牙痛多由于胃火上冲。牙痛虽然也可能由肾阴不足，或肾阳不足、虚火上攻导致，但后两种情况属于虚证牙痛。虚证牙痛多见于老年人，极少见于小儿。所以可以肯定本案病机为肺胃热盛。故处方以《金匮要略》泻心汤为基本方。"心气不足，吐，衄，泻心汤主之。"为了加强疗效，处方另从经典名方清胃散借来牡丹皮、生地黄二物，以清热凉血。不仅如此，处方另外还从《证治准绳·幼科》之化斑汤借来生石膏、玄参二物，以清胃凉血。如此处方，疗效更为可靠。

张某，女，35 岁。1989 年 5 月 29 日。初诊：

月经推迟，中药治疗后，月经于 4 月来潮，然至今 1 个多月未行经。近日鼻衄时作，尿黄。舌淡红而嫩，脉沉。

黄芩 5g　　　　　黄连 5g　　　　　大黄 1.5g

7 剂，水煎服。

【笺疏】月经不行而鼻衄，此曰"倒经"，可能由西医所谓子宫内膜异位症导致。"火炎上，水流下。"倒经多因内热上冲，损伤阳络，故衄。血随热逆而不下行，则月经不行。故治之宜清热降火，用泻心汤。《金匮要略·惊悸吐血下血胸满瘀血病脉证治》云："心气不足，吐血、衄血，泻心汤主之。"本案病例虽然舌淡红而嫩，师父仍用泻心汤，笔者认为可以这样理解：首先，我揣度患者或许为形盛面赤之人，其热实之象已经显示于外，所以师父舍舌象而从形色，判断其病属火。病历中还记录有"尿黄"一症；尿黄也提示本病例属于热证。另外，舌淡红而嫩毕竟并非火盛之象，所以即使尿黄，即使其人形盛面赤，也不可用大剂苦寒药清泻，于是处方药物的用量甚小。泻心汤清热凉血，苦以降之，引血下行，有望促进月经来潮。

程某，女，43 岁。1988 年 3 月 7 日，初诊：

中耳炎。外耳道流脓，耳鸣，耳聋，二便正常，脉弦。

柴胡 12g　　　　黄芩 10g　　　　双花 12g　　　　连翘 10g

胆草 10g　　　　当归 10g　　　　丹皮 10g　　　　薄荷 2g^后下

栀子 10g　　　　青黛 9g^包煎　　　车前子 10g^包煎　　木通 10g

泽泻 10g　　　　生地 10g　　　　元参 10g

7 剂。

【笺疏】中耳炎，外耳道流脓，脉弦，耳鸣、耳聋，呈现这样临床特征的病证，多属于肝经湿热。如果患者形气俱实，或者望诊可以另外见到一些热象，如面赤、目赤、舌红、苔黄等，那就完全可以肯定其病属于肝经湿热。处方以治肝经湿热的经典名方龙胆泻肝汤为基础方，另加金银花、连翘、牡丹皮、青黛以加强清泻肝胆湿热之力。更加玄参，以配合生地黄、当归养血清热。少加薄荷，借其辛凉上行之力，以通透清窍。

本案病例如果患者形气不足，舌淡红，苔薄白，可以从中气不足施治，以李东垣益气聪明汤为基本方。

卢某，女，17岁。学生。1986年10月20日，初诊：

"鼻窦炎"八年余，经常鼻塞，流黄涕。伴头痛，痰多。月经尚调。舌尖红。

柴胡 10g	黄芩 6g	清半夏 9g	党参 6g
桂枝 9g	白芍 9g	生姜 10g	大枣 5 枚
炙甘草 6g	生石膏 12g	葛根 10g	连翘 9g

4剂。

【笺疏】鼻窦炎一病，《黄帝内经》称为"鼻渊"，后世又称为"脑漏"。脑漏者，浊涕不断，漏下不止也。《素问·气厥论》云："胆移热于脑，则辛颏鼻渊。鼻渊者，浊涕下不止也。"一个"渊"字，也表达出本病浊涕源源不断的特点，仿佛鼻腔里面有一个鼻涕深渊。鼻涕稠浊，其气腥臭，这是热邪的特征。按照《内经》的理论，本病的病机为胆热移于脑。后世医家对本病病机提出了新的认识，认为鼻窦的热邪不仅来源于胆，而且也来源于胃。足阳明胃经起于鼻之交颏中，胃热可能循经上移于鼻；所以治之要考虑清胃。此外，鼻毕竟为上呼吸道的一部分，所以鼻窦炎自然也属于肺系疾病，在治疗上也需要宣肺散风。师父选择经方柴胡桂枝汤为基本方，以小柴胡汤清泻少阳胆热，截断热邪的源头。加生石膏、葛根清阳明胃热，再加一味连翘，与柴胡、葛根一同辛凉清宣肺热。师父治疗鼻窦炎，喜用生石膏。或许他的这一用法来自民国时期名医张锡纯的经验。张锡纯善用生石膏治疗鼻窦炎，且有他独到的认识。他说："石膏之性，又善治脑漏。方书治脑漏之症，恒用辛夷、苍耳。然此症病因，有因脑为风袭者，又因肝移热于脑者。"本案头痛是鼻窦炎常有的症状，所以治鼻窦炎即所以治其头痛。另外，痰多也不过是热邪炼液而成，所以清热几所以化痰，无须另加化痰药物。

本案有一个问题需要回答，这就是为何选用柴胡桂枝汤加味，而不用小柴胡汤加味？以我的见解，本案患者一定具有形气不足、面色黄白不华等特点，或者患者在诉说病情时隐约提到腹痛、恶寒喜暖等情况。其实，我们知道《伤寒论》桂枝汤证可见鼻鸣，那是风邪郁于上呼吸道的表现。桂枝汤解肌祛风，宣肺散邪，所以对鼻窦炎亦有治疗作用。病历仅记录有舌尖红，而不是舌红，这说明热气并不算太重。我想这就是处方选择柴胡桂枝汤的理由。

彭某，女，33岁。1986年10月13日，初诊：

"鼻窦炎"半年余，伴头痛，流黄涕，月经尚调，口苦，胁胀。

柴胡 12g	黄芩 10g	半夏 10g	党参 6g
桂枝 10g	白芍 10g	炙甘草 6g	生姜 10g

大枣 7 枚

6 剂。

【笺疏】本案病情与前案基本相同。如我在前案的笺疏中所述，鼻窦炎的基本病机是胆热、胃热移于鼻窦，病机涉及胆、胃与肺，治之宜清泻少阳、阳明热邪，兼以宣通肺窍。本案病例口苦、胁胀，此少阳柴胡证也。头痛乃鼻窦炎的常见症状。如前案已述，本案处方用柴胡桂枝汤，我认为本案患者一定具有形气不足、面黄不华等特点，或者患者在诉说病情时隐约提到腹痛、恶寒喜暖等情况，不然师父不会选用柴胡桂枝汤。

连续两则鼻窦炎医案，师父用的都是柴胡桂枝汤，这说明他喜用柴胡桂枝汤治疗鼻窦炎，也说明他用柴胡桂枝汤治疗鼻窦炎的效果一定很好。我读各家医案时，就特别留意其中频繁反复出现的用药情况，如《增评柳选四家医案》中治女科漏下用归脾汤加芍药、杜仲，《孔伯华医案》治外感病亦常用知母、黄柏，《吴鞠通医案》治胁肋疼痛用茜草、降香等。其实，张仲景治咳嗽用半夏、干姜、细辛、五味子，治腹痛、脚挛急用芍药、甘草等，这些可重复的方法都具有十分重要的实用价值。

笔者在临床上亦常用柴胡桂枝汤治疗鼻炎、鼻窦炎，尤其是对于过敏性鼻炎，我每每投柴胡桂枝汤，增减药味，斟酌药量，每每收到良好疗效。我使用柴胡桂枝汤的主要依据是寒热错杂、虚实夹杂的临床表现特点。

卢某，男，46 岁，住顺义县少年宫。1986 年 10 月 20 日，初诊：

鼻炎术后二十年，干呕，清涕，头痛。遇寒时症状加重。

桂枝 12g　　　　白芍 12g　　　生姜 12g　　　炙草 6g

大枣 12 枚

14 剂。遵桂枝汤服法。

【笺疏】本案如果把 20 年前的鼻部手术史置于一旁，只看干呕、流清涕、头痛、无热证的病情，它就是一个简单的桂枝汤证。我们知道《伤寒论》第 12 条记述的桂枝汤证有"鼻鸣"一症。风寒邪气郁于鼻窍，水饮凝聚，鼻窍狭窄，故产生鼻鸣；在鼻鸣的同时通常也会出现鼻涕时下的症状。鼻属于肺之窍。《伤寒论》讲的太阳病是体表的病变，是身体新感外邪，在发病之初呈现突出的皮肤肌肉反应的一个阶段，其实质当然不是一般所说的皮肤病，其根本病位并不在于皮肤。基于"肺合皮毛"的道理，也可以认为《伤寒论》太阳病是手太阴肺病，或者说是手太阴肺相关病。故鼻病之属于寒证者，选用治疗太阳中风表虚证的主方桂枝汤予以治疗，不仅有临床经验支撑，也是有充分的理论依据的。其实如果患者形气俱实，完全可以投麻黄汤。如果介于虚实之间，那就可以投桂枝麻黄各半汤。如果寒饮突出，那么用小青龙汤更为合适。笔者的一个较为特别的观点，可以认为小青龙汤具有桂枝汤合麻黄汤之意。本案处方选用桂枝汤原方以宣肺疏风、辛散寒邪，并嘱"遵桂枝汤服法"。桂枝汤服法的重要内容包括温服、啜热粥、温覆取遍身微似有汗。这种服法的目的是保证桂枝汤发挥良好的宣肺散寒功能。本方一次处以 14 剂，这是考虑到 20 年的旧病不可能在短时间内治愈，宜缓缓图之。

眼　睛

邬某，女，42岁，住首都机场。1989年7月24日，初诊：

视力下降已有廿年之久，头晕，耳鸣，腰经常酸楚。脉偏沉，舌边红，肝肾阴虚。

石斛 30g	桑寄生 30g	杭菊花 10g	石决明 30g
谷精草 15g	车前子 6g	生白芍 20g	当归 10g
泽泻 6g	黄柏 3g	熟地 10g	川芎 4g
炒枣仁 20g	菟丝子 10g	知母 6g。	

7剂。

【笺疏】视力下降的病变机制十分复杂。本案患者为一位42岁的女性，视力下降已经20年，这属于慢性视力下降，视网膜病变、视神经病变、青光眼、玻璃体病变、角膜病变等都有可能，仅用中医传统四诊方法是难以认清的。当然中医传统眼科也有较为细致的专门知识。视力下降患者也常求助于中医内科治疗。从中医内科的角度看，慢性视力下降主要有两种病变，一种为中气不足，清阳不升，治之宜益气升阳，代表方为李东垣益气聪明汤。一种为肝肾阴虚，治之宜滋水涵木，可以选用杞菊地黄丸。当然，由于是慢性视力下降，病程很长，所以这两种病变在中后期都可能存在某种程度的瘀血。根据古籍记载的经验，蛴螬具有明目的作用，能治疗视力下降、失明。蛴螬的主要功能就是活血通络。

本案病例舌边红，脉沉，结合视力下降20年的病情，师父判断为"肝肾阴虚"，也就是肝肾精血亏虚。按照《黄帝内经》的理论，肝开窍于目；肝藏血；目得血而能视。肝血不足可能导致视力下降。中医学还认为，肝肾同源。肾主水，肾藏精。肾属水，肝属木。乙木癸水，乙癸同源。肾水能涵养肝木。肾与肝的关系也表现为精与血的关系，精血互相化生。故肝肾阴虚，精血不足，两脏的病变是同时存在的。

故师父拟定滋补肝肾精血治法。由于阴虚往往继发内热，肝阴虚也可能继发肝阳上亢，故在滋补肝肾的同时，也适当配合应用清热潜阳的药物。处方以石斛、桑寄生、熟地黄、当归、白芍、菟丝子、酸枣仁等滋补肝肾，重用石决明平肝潜阳，以菊花、谷精草清肝脏风热而明目。另外又以知母、黄柏清肝肾虚热，以泽泻、车前子利水明目，更以川芎活血通络。其中诸补肝肾药物的用量皆重，特别是石斛的用量最重。古人常用石斛治目暗不明。而知、柏、泽、车前诸泻实药的用量都很轻。肝肾阴虚，自然当以补益为主。

本证病程已久，治之颇难。本方补益肝肾，不指望其视力在短时间内有所提高。不过在短时间内，其头晕、耳鸣等症得到缓解是有可能的。以我之见，治本例最好制丸药，让患者久久服用，缓缓图之。

耿某，女，11 岁。1987 年 4 月 13 日，初诊：

8 个月前因车祸导致开放性颅脑损伤，脑干损伤，颅骨骨折，重型脑挫伤，经医院救治脱离危险。现左眼睑下垂。

生黄芪 15g	红花 6g	桃仁 6g	地龙 10g
桂枝 6g	当归 9g	大枣五枚	生姜 6g
丹参 9g			

6 剂。

1987 年 4 月 27 日，二诊：

左眼睑下垂证情如前。纳、眠、二便正常。

生黄芪 20g	桃仁 10g	红花 10g	川芎 6g
菊花 15g	丹参 20g	甘草 10g	茯苓 15g

10 剂。

【笺疏】本案眼睑下垂为外伤所致。外伤血管破裂出血，一定会导致瘀血、缺血，用中医学的认识便是血瘀血虚。所以此眼睑下垂极可能是由血瘀血虚引起，治之当活血益气，改善眼睑或相关支配神经的血液供应，增加其营养性血流量。故师父选王清任补阳还五汤合《金匮要略》黄芪桂枝五物汤为基本方。处方以桃仁、红花、地龙、桂枝、生姜活血化瘀，用黄芪、当归、大枣益气养血，加丹参养血活血。补阳还五汤和黄芪桂枝五物汤都用芍药，而本处方却未用芍药。究其原因，或许师父考虑到芍药酸能缓急，有放松肌肉的作用，故去而不用。二诊见服药后未见明显效果，故适当增加黄芪、丹参、桃仁、红花诸物的用量，以加强益气活血化瘀的药力。又加甘草，配合黄芪益气；加菊花引经，使诸药能抵达病所。去地龙，加川芎，我认为并无深意，不过是将此一活血药易为彼一活血药而已。加茯苓，去姜、枣，笔者遽未能深解其意。

笔者以为处方虽然用了黄芪、甘草，但未用人参或党参益气，处方的力量似乎有所不足。患者就诊时，外伤已经过去 8 个月之久，由血管损伤引起的组织供血不足、营养不良已然上升为主要矛盾，瘀血不再是主要矛盾。所以治疗的重点应该放在益气养血上面，以促进神经及肌肉组织的修复。当然，中药活血化瘀的实质也并非只是单纯的溶栓，或促进瘀血吸收；中药活血化瘀也可能促进血管新生，改善血液循环，进而增加组织血液供应，促进细胞新生和生长。笔者曾治疗一例眼肌型重症肌无力，用补中益气汤为基本方，益气升阳；患者服药一个多月，基本痊愈。该患者在疾病初起就开始接受治疗，这是治疗效果很好的一个关键点。无论何种疾病，及早治疗是十分重要的。

张某，男，24 岁。1988 年 2 月 22 日，初诊：

左眼内眦疼痛，排脓，脉弦。

龙胆草 9g	黄芩 9g	生甘草 6g	柴胡 10g
当归 10g	栀子 10g	泽泻 10g	木通 10g
车前子 10g[包煎]	生地 6g	双花 10g	公英 10g
地丁 10g			

7 剂。忌辛、油腻。

【笺疏】肝开窍于目；肝左肺右。故左眼内眦疼痛多为肝病。脓液乃湿热所化，脉弦多主肝胆病。由此可以确定本案病例由肝经湿热上侵于眼睛所致。处方以治疗肝胆湿热的经典名方龙胆泻肝汤为基本方，另加金银花、蒲公英、紫花地丁清热解毒。龙胆泻肝汤是师父临床喜用的药方之一。顺便说明，笔者揣度本案病例一定见有若干热象，如面赤、舌红、尿黄、手温等，或者并无任何明显寒气特征，如面色青、眼睛青白、舌白、手足清冷等。

瓮某，男，31 岁。住昌平县。1988 年 11 月 21 日，初诊：

右眼目系抽搐性疼痛，右太阳穴与腮颊发麻，呕恶，脉弦，舌苔薄白。少阳经风热凝结而血脉不利。

羚羊角粉 0.8g[冲服]	白芍 30g	柴胡 12g	半夏 12g
钩藤 15g	当归 12g	黄芩 9g	生姜 12g
竹茹 15g	菊花 10g	桑叶 10g	丹皮 10g
炙甘草 9g	蜈蚣 1 条	川芎 9g	栀子 10g
6 剂。			

【笺疏】肝胆相连，互为表里；肝开窍于目；少阳经循行于头面两侧；喜呕、脉弦为少阳柴胡证；厥阴、少阳主风，风胜则动，动甚则可能发生抽搐。基于这样一些理论和知识，联系起来看本案病例，则"少阳经风热凝结而血脉不利"基本上就可以确定了。之所以说"血脉不利"，是因为其临床表现存在疼痛；痛则血脉不通、不利。体内气血津液，寒则凝止，热则旋动，其临床表现见有抽搐、发麻，所以能确定少阳经风热的病机。处方以经典名方羚角钩藤汤合小柴胡汤为基本方，并结合具体病情进行针对性的加减化裁。既然为实热之证，故去小柴胡汤之参、枣，更加牡丹皮、栀子以清泻肝胆，加当归、川芎以行血止痛，加蜈蚣以搜风止痉。其中白芍重用至30g，因为白芍既能养血活血，柔肝息风，又能缓肝气之急，缓急止痛。之所以不用地黄，或许是因为呕恶。之所以不用贝母、茯苓，大概是因为已用半夏、生姜。

许某，男，50岁。住河北廊坊。1987年2月23日，初诊：

西医诊断"左眼视网膜静脉阻塞，眼底出血"。视力下降，时有眼睛胀痛，睡眠不实；大便偏干，二天一次。肝功异常。脉沉弦滑，舌胖，苔白腻。

滑石 12g	寒水石 10g	生石膏 10g	丹皮 12g
白芍 12g	石斛 15g	茵陈 15g	凤尾草 15g
草河车 12g	龙胆草 10g	夏枯草 10g	坤草 12g
牛膝 10g	黄芩 6g	柴胡 6g	

6剂。

1987年3月23日，二诊：

右眼视力增加。大便稀溏。

车前子 10g^{包煎}	泽泻 10g	决明子 10g	菊花 10g
蒺藜 10g	夏枯草 12g	龙胆草 10g	坤草 15g
川石斛 30g	丹皮 10g	白芍 10g	草河车 10g
柴胡 6g	黄柏 3g		

12剂。

【笺疏】视力下降，西医诊断为"左眼视网膜静脉阻塞，眼底出血"，此病例中医应该如何施治？是否应该以检查结果之静脉阻塞为依据，而采用活血化瘀的治法？抑或以眼底出血为依据，而采用止血的治法？如果脱离中医四诊，在缺乏脉证的情况下，理法方药即可能寸步难行。视力下降一症，在中医的眼光下，多由于肝肾精血不足，或中气虚陷不升，或肝火上炎，或血络郁阻，类型有多种，应该如何区分施治？眼睛胀痛为实，脉沉弦滑为实，脉沉弦滑、舌胖且苔白腻为实，故师父判断为肝胆湿热。由于肝功能异常，舌苔白腻，故处方以师父自制的经验方三石柴胡解毒汤为基础方。又由于脉沉弦滑，虽然未测血压，其血压偏高是肯定的，故另合师父自制的经验方三草降压汤。此外再加牡丹皮、牛膝、石斛、白芍清肝凉肝，育阴明目。处方用量较轻，如柴、芩各仅用6g，大概是出于治上宜轻的考虑。

患者服药后视力增加。效不更方；故守前法调方：去三石，以黄柏易黄芩，黄柏仅用3g。初诊时见舌胖，处方虽然用三石、柴、芩，然其用量都较小；二诊时去三石、黄芩，仅用少量黄柏，这提示本案病例的热象并不甚，必须减弱处方的寒凉性质。处方另加车前子、决明子、菊花、泽泻四物以清肝明目。对于目病的治疗，一般会采用清法。不过我注意到古代也有医家指出，治目病不可一概采用寒凉方法；对于那些宜用热药的目病，如果错误地用寒凉降火的治法，那有可能损害患者的视力。

张某，女，32岁。1987年6月1日，初诊

视神经脊髓炎。经一段时间住院西药治疗后，转请中医诊治。视物不清，周身无力，带下量多，小便不利，证属水湿，清阳不升。

| 红人参6g^{另煎兑} | 生黄芪6g | 云苓30g | 桂枝10g |

红人参6g^{另煎兑}　　生黄芪6g　　　云苓30g　　　桂枝10g

白术30g　　　　泽泻15g　　　猪苓15g　　　车前子10g

6剂。

1987年6月8日，二诊：

药后白带减少，自觉左腿力量增加。小便频，量少。舌质红，苔腻。脉大无力。

生黄芪30g　　　当归12g　　　桂枝10g　　　茯苓30g

白术12g　　　　泽泻12g　　　猪苓15g　　　木瓜10g

牛膝10g　　　　车前子10g^{包煎}　　滑石10g　　　生石英10g^{打碎}

10剂。

【笺疏】视神经脊髓炎是一种主要影响眼部神经和脊髓的自身免疫性疾病。该病可以发生在任何年龄的患者，但以青壮年常见，平均发病年龄为39岁，以女性更多见。视神经脊髓炎的主要症状为眼痛、视力下降或失明、视野缺损。脊髓炎的主要症状为肢体深浅感觉及运动障碍，膀胱及直肠排泄功能障碍，排便、排尿困难，肢体疼痛、痉挛，甚至呼吸肌麻痹等。

　　本案病例就诊时见周身无力，小便不利，带下量多，这是水湿内盛、阻遏清阳的反映。清阳不升，故视物不清。脊髓炎引起膀胱排尿功能障碍，可以想象整个泌尿系统的分泌排泄功能都有可能受到影响，这样肯定会引起身体的水湿停聚。故处方用五苓散利尿除湿，同时用红人参、黄芪益气升阳明目。《本经》说人参能"补五脏，祛邪气……明目"。加车前子以助力五苓散利尿。车前子不仅能利尿祛湿，而且还有明目、除痹的功能。而视力障碍和肢体痹阻正是视神经脊髓炎两方面的主要病变。古代文献记载车前子有明目之功，我理解似乎是说它能对抗急性球结膜炎。我通过临床应用认识到，由于车前子具有肯定的利尿功能，有可能有效降低眼压，因而它对高血压眼病、眼压增高引起的视物障碍、眼球不适等病证会有一定的治疗效果。我在临床常用车前子降压，治疗眼疾，正是基于这样一种认识。

　　复诊白带减少，下肢力量增加，这证明初诊治疗是正确的。由于仍有尿频、尿量少、脉大无力的脉症，故可知此时病变仍以水湿、气虚为基本病机。故二诊守方，继续用五苓散，并加滑石、木瓜、牛膝、白石英诸物，目的是增强处方除湿蠲痹的力量。木瓜、牛膝是中医治疗湿痹的常用药味。将黄芪的用量增至30g，目的是强力益气升阳。既然用黄芪30g，故不再用红参。师父临床很少用白石英。白石英具有温肺肾、安心神、利小便、除湿通痹的功能。

头　痛

邵某，女，30 岁。住怀柔三河乡。1987 年 2 月 23 日，初诊：

头痛，痛甚则呕，遇光照时尤甚，夜多恶梦，善太息，心烦急躁。脉沉，苔腻。痰气头痛。

柴胡 12g	枳实 12g	白芍 16g	炙草 6g
菊花 10g	蒺藜 10g	半夏 15g	竹茹 15g
生姜 10g	云苓 30g	陈皮 10g	黄连 9g
黄芩 6g	夏枯草 12g		

6 剂，水煎服。

【笺疏】头痛的病因病机很多。本案病例头痛，遇光照时益甚，这是热证头痛的特征。心烦、急躁、夜多恶梦者，亦热也。喜太息，脉沉者，肝气郁也。苔腻者，痰也。这样的脉证高度提示本案病例的病机为气郁痰热。如果其人形盛面赤，那就完全可以确定气郁痰热的诊断。案中虽然只言"痰气头痛"，未言及热，然处方既然用黄芩、黄连苦寒清热泻火，这说明"热"字被省略了。痰热与肝气犯胃，故头痛甚则呕。处方以柴芩温胆汤、芩连温胆汤为基本方，清热化痰。由于处方中加了一味白芍，则处方亦有用大柴胡汤之意。此外还加白蒺藜、菊花、夏枯草三物以清肝祛风而止头痛。

王某，女，50 岁。住史中坞。1987 年 2 月 23 日，初诊：

头痛胀如斗，项强，心悸，头皮时肿。左肋胀满而痛，气恼时加重。失眠，多梦。大便结溏不调，手足心热，血压偏高。脉沉弦，苔薄白，舌边尖红。

钩藤 15g	蒺藜 10g	菊花 10g	白芍 30g
丹皮 10g	夏枯草 12g	龙胆草 10g	坤草 15g
牛膝 10g	香附 10g	佛手 12g	栀子 10g
炙草 9g	郁金 10g		

6 剂，水煎服。

【笺疏】头痛、头胀，且头皮时肿，肿甚则云头"如斗"。古人云，肝居于右而行气于左。我认为这句话的临床基础是胃病多与情绪抑郁或恼怒有关；疏肝理气、养血柔肝的方法用于胃病的治疗常常有效。左侧胁肋胀满，气恼时加重，这是肝胃不和的现象。脉沉弦者，肝气郁结也。本案病例血压高，高血压病若见上述临床特点，那就说明肝之阳气过旺，且肝阳上亢。手足心热、舌边尖红也是内热的反映。肝阳上亢，肝热上冲，故可见心悸、头皮时肿。本案病例项强乃肝气不柔、肝筋拘急所致，不属于太阳病证。大便时结时溏者，肝郁使然。故治之宜清热平肝、息风止痛。处方用三草降压汤清肝降火、平肝息风，加钩藤、白蒺藜、菊花、白芍、牡丹皮、栀子、牛膝以柔肝息风，引阳气与血液下行。再加香附、郁金、佛手理气活血，主要目的是治疗左胁胀满疼痛。甘草能缓肝气之急，并调和诸药。处方之所以重用芍药至30g，其目的是养血柔肝，收敛肝气，缓肝气之急。缓急即可降压，缓急即可止痛。

郭某，女，27岁。住马坡。1988年12月19日，初诊：

头痛且晕，恶心，鼻塞。脉带浮，舌苔白。风热上客于清阳，夹有痰火之证。拟以川芎茶调散法。

川芎 10g	白芷 10g	薄荷 6g	甘草 3g
羌活 9g	茶叶 9g	细辛 3g	荆芥 6g
防风 6g	半夏 14g	竹茹 15g	生姜 10g

6剂。

【笺疏】本案有两个疑点。其一，头痛、头晕、恶心、鼻塞，脉浮，苔白，一般来讲，这些脉症都不是热象，看起来倒像是风寒上感之证。且就诊时间已是早冬，何以师父诊断为"风热上客"？何以诊断为"痰火"之证？笔者以为患者极有可能为形体丰盛、面赤目赤之人。若非形体丰盛、面赤目赤之人，师父断不会做此诊断。清阳者，头面也。鼻塞、恶心者，痰饮为患也。故辨证为"风热上客于清阳，夹有痰火之证"。其二，既然为风热上客，痰火扰动，那就应该用辛凉疏风、清热化痰的治疗方法，为何却以辛温的川芎茶调散为基本方？川芎茶调散出自《太平惠民和剂局方》。原书云："治丈夫、妇人诸风上攻，头目昏重，偏正头疼，鼻塞声重，伤风壮热，肢蠕动，膈热痰盛，妇人血风攻注，太阳穴疼，但是感风气，悉皆治之。"诸物为细末，每服二钱，于食后以茶汤调服。该方之川芎、荆芥、防风、细辛、白芷、羌活诸物皆为辛温之品，虽然最适用于风寒上客清阳的头痛诸症，其实也可以用于风热上客清阳的头痛诸症。本方主要功能特点是辛散风邪，无论风邪与寒邪相兼，还是与热邪相兼，都可以一并散去。吴鞠通《温病条辨》上焦篇治风温用桂枝汤，其理可参。由于本病例还见有胃失和降的恶心，故处方合用化痰降逆、和胃止呕的经方小半夏汤，并且再增加一味竹茹以清热化痰、和胃止呕。

李某，男，60岁，住北京市。1987年2月16日，初诊：

头痛，伴恶心，病已数年，以前额及颠顶疼痛为甚。大便偏干，口不苦，纳不香，吐痰涎。脉弦苔白，血压偏高。

柴胡 12g	黄芩 10g	半夏 12g	生姜 12g
党参 6g	炙草 6g	大黄 2g^{包煎}	夏枯草 12g
龙胆草 10g	坤草 15g		

6剂，水煎服。

1987年2月23日，二诊：

服药食欲好转，大便近二日已调。余症如前，舌苔水滑，脉弦。血压：160/110mmHg。

| 茯苓 30g | 桂枝 12g | 白术 10g | 炙甘草 9g |
| 牛膝 12g | 半夏 12g | 陈皮 10g | |

6剂。

【笺疏】本案病例的主诉为头痛，以前额及颠顶疼痛为甚。一般认为，前额疼痛属阳明，颠顶疼痛属厥阴，两侧头痛属少阳，头项疼痛属太阳。本案病例见喜呕、纳差、脉弦；此脉症组合多见于少阳病、厥阴病。少阳、厥阴相表里，肝胆相连。小柴胡汤能辛散风热而止头痛，既能治少阳，亦治厥阴，故处方以小柴胡汤为基本方。大便偏干者，阳明壅实也。故加大黄少许，另包后下，与黄芩配合，以清泻阳明。由于血压偏高，故处方另合三草降压汤清肝降压，疏风止痛。服药后食欲好转，大便已调，这显示阳明胃气得以和降。其舌苔水滑，这说明水气上冲，故二诊转方投苓桂剂之主方苓桂术甘汤，重用茯苓去水，再加牛膝引气血下行而降压，且能协助苓桂剂治水气之上冲；更加二陈以化痰和胃、降逆止呕。

孙某，女，32岁，住粮食巷。1986年11月3日，初诊：

头痛、头晕、欲呕月余，近日加重。夜寐不安，月经量多有块，色暗。心烦。舌苔薄白，脉弦。

柴胡 12g	黄芩 10g	半夏 15g	生姜 15g
陈皮 10g	枳实 10g	茯苓 30g	炙草 6g
白芍 20g	菊花 10g	蒺藜 10g	钩藤 12g
竹茹 15g	黄连 10g		

6 剂。水煎服，每日 1 剂。

1986 年 11 月 10 日，二诊：

头项作痛减轻，大便偏干。

川芎 9g	当归 12g	白芍 30g	白术 10g
泽泻 12g	半夏 12g	生姜 12g	茯苓 20g
竹茹 12g	陈皮 10g	钩藤 12g	菊花 10g
片姜黄 10g	龙胆草 9g	栀子 6g	

6 剂。

1986 年 11 月 17 日，三诊：

证情基本同前，诉药效不如 11 月 3 日处方。苔黄而腻。用 11 月 3 日方。

柴胡 14g	黄芩 10g	半夏 15g	生姜 15g
陈皮 10g	枳实 10g	云苓 30g	炙草 6g
白芍 20g	菊花 10g	蒺藜 10g	钩藤 12g
竹茹 15g	黄连 10g		

7 剂，间日 1 剂。

【笺疏】头晕、喜呕、心烦、脉弦，此柴胡证也。《伤寒论》曰："伤寒，中风，有柴胡证，但见一证便是，不必悉具。"故处方起首即写小柴胡汤之柴、芩、夏、姜，然未用参、草、枣。为何不用参、草、枣？参、草、枣益气补虚；处方既然去此三物，而且还合用黄连温胆汤，更加白芍、菊花、蒺藜、钩藤四味，那就说明师父认为本案病例并非单纯的柴胡汤证，并不兼见正虚。他的辨证结果是少阳气郁兼痰热、肝风。那么诊断痰热、肝风的依据是什么？我认为见于少阳证的头痛、头晕即是肝风上旋的明证。至于痰热的诊断依据，我认为应该是从患者的形体，以及心烦、失眠看出。芩连温胆汤治疗痰热阻滞腠理、卫气不通所引起的失眠、头晕，其临床效果很可靠。处方中白芍的用量较重，应用目的是养血柔肝、缓急止痛。菊花、蒺藜、钩藤能清泄肝胆、息风止痛。

二诊时见服药有效，头痛等症均见减轻，故仍守清泄肝胆、息风止痛之法。考虑到患者为女性，月经量多且有血块、色暗，故转方用《金匮要略》当归芍药散合温胆汤化裁，仍用钩藤、菊花息风，改用龙胆草、栀子清泻肝胆之火，加用片姜黄活血理气止痛。如此变化，治疗方向和治疗重心有所调整。初诊处方侧重于治气，二诊处方兼治血分。患者大便偏干，处方用白芍30g，栀子6g，可以起到通便效果。然二诊处方未见明显疗效，患者诉说其效果不如11月3日处方。此时苔黄而腻，这显示病变仍以气分痰热为主，故还（读huán）用11月3日处方。然由于此时的病证已经明显减轻，基于病减药减的考虑，故改用间日1剂的给药方法。

李某，女，30岁。住马坡。1988年12月19日，初诊：

头项作痛，下引腰部；目珠发胀，心悸，气短。白带较多，脉沉苔水，舌质淡嫩。阳虚于上，水气上凌而阴来搏阳之证。拟苓桂法。

| 茯苓 30g | 泽泻 20g | 桂枝 12g | 白术 15g |

炙草 6g

7剂。

【笺疏】本案病例水气特征很明显：白带多、脉沉、苔水滑、舌质淡嫩。既然有如此明确的水气特征，那么头项痛、下引腰痛，眼球胀，心悸，气短等症都可以认为是由水气上冲导致。故师父曰此"阳虚于上，水气上凌而阴来搏阳之证"，这句话中的"阳虚于上"指的是心阳虚于上，"阴"指下焦水寒之气。他治疗水气上冲概用苓桂剂；由苓桂剂所体现的治法称为"苓桂法"。处方用苓桂术甘汤合《金匮要略》泽泻汤温阳化饮，降逆平冲。其中茯苓、泽泻用量较大，目的是祛水饮，消阴邪。他用泽泻汤时，泽泻的用量必大于白术，而且多数时候会按照《金匮要略》原方用量比例，泽泻倍于白术。

李某，男，39岁。1988年3月28日，初诊：

后头疼痛，常至左耳，胀痛，急躁，耳微鸣，左手二小指麻木，目黄，脉弦滑有力。

菊花 10g	蔓荆子 10g	车前子 10g^{包煎}	竹叶 6g
赤芍 10g	牡丹皮 10g	川牛膝 10g	川芎 6g
生牡蛎 15g^{先煎}	灵磁石 15g^{先煎}	蝉衣 6g	白芍 10g
茯苓 10g	苦桔梗 6g	栀子 10g	白薇 10g

6剂。

1988年5月23日，二诊：

右头痛年余，手麻，灼痛，溲黄，"神经性头痛"。脉沉而弦，苔薄白。

柴胡 14g	黄芩 12g	半夏 10g	生姜 10g
党参 6g	炙草 6g	大枣 6 枚	桂枝 10g
白芍 10g			

6 剂。

1988 年 7 月 4 日，三诊：

头痛、手麻大减。

守上方，白芍改为 12g，桂枝 12g。

6 剂。

【笺疏】本案具有较为突出的学习和思考价值。初诊处方用药甚多，洋洋一十六味。一张处方 16 味药，当今虽然十分常见，超过 16 味药的处方也比比皆是，但在师父的处方中，16 味药的处方占比很小。本案病例头痛，其疼痛常引至左耳，呈胀痛特点，且有耳鸣。加之伴有急躁、手指麻木、目黄、脉弦的脉症，所以肝胆郁热病变的特征很明确。肝胆属木，其病易生风；头乃身体至高之处，头病多风。基于这样的分析，可以确定其主要病机为肝胆郁热，风热上攻。故治之宜息风潜阳，清泻肝胆。处方用菊花、蔓荆子、川芎、蝉衣、牡蛎、磁石、牛膝散风息风，镇肝潜阳，用赤白芍、牡丹皮、栀子、白薇清泻肝胆，收敛肝气。茯苓、车前子、竹叶乃淡渗利湿之品，处方中出现此三物，笔者揣度该病例应该有少许湿气征象，如舌苔腻、小便不利等，但这些征象未能在病历中记载。处方中还有桔梗 6g，笔者认为其用药目的是引药上行。

患者二次就诊是在约两个月以后。所以病历虽然没有记载初诊药效如何，但笔者认为可能服药后头痛诸症得到明显缓解，甚至也可能接近基本痊愈。服药后未能取得疗效的可能性不大；因为如果没有效果，患者一般不会以头痛前来复诊。二诊时右侧头痛，呈灼痛性质，伴见手麻、尿黄，脉沉而弦，苔薄白。结合初诊时的病证特点及病证性质，可以判断其头痛为少阳风热上攻所致。从舌苔薄白来看，其风热并不甚。手麻是一个发生在肌肤的症状，属于表证。本案手麻的病机有二：其一为风邪郁滞于肌肤，营卫不宣。其二为气血不足。第二方面的病机是依据古人总结出来的知识"血虚则麻，气虚则木"推导得来。血虚则麻，气虚则木这句话的意思是说肢体皮肤肌肉麻木的常见病机是气血不足；气血不足则其流行不畅，于是肌肤失养，肌肤失养会发生麻木。由此而论，本案病例的基本病机为少阳风热，肌肤气血不足，营卫不畅。故处方用《伤寒论》柴胡桂枝汤，两解太少之郁。以柴胡、黄芩、半夏、生姜清解少阳风热，以桂枝汤合党参益气养营，且解太阳风邪之郁。患者服药后头痛手麻大减。区区 9 味药物，且姜、

枣、草、芍药、桂枝皆寻常之物，收效竟然如此显著。这一事实，确实值得临床
医生及基础理论研究者好好思考。

效不更方。三诊仍守上方，略增白芍、桂枝用量，目的是既宣通营卫，解散
太阳，且平抑少阳风邪，这样就可以加强并巩固疗效。

辜某，女，35岁。住顺义庙卷。1988年9月5日，初诊：
前额痛，痛剧时泛恶欲吐，肢体振颤。脉沉。水气上冲证。

桂枝 10g	白术 10g	半夏 12g	龙骨 20g
白薇 10g	茯苓 30g	炙甘草 6g	生姜 12g
牡蛎 20g	泽泻 15g		

7剂。

【笺疏】前额疼痛，痛剧时泛恶欲吐，肢体振颤。这样的病证表现，既可以
出现于肝风内动证，也可以出现在水气上冲证。肝风内动证多热，水气上冲证多
寒。《伤寒论》苓桂术甘汤证可见"身为振振摇"，真武汤证可见"振振欲擗地"。
苓桂术甘汤证和真武汤证身体震颤的主要机制有二：一为水饮浸渍筋肉，一为阳
虚不能温煦筋肉。治之视病证程度之轻重，轻者用苓桂术甘汤，重者投真武汤，
或合二为一。然肝风必有肝风之脉证，水气必有水气之脉证。泛恶欲吐这个症状
不具有病机上的特异性。本案病例既然被诊断为水气，在脉沉以外，笔者认为应
该还有舌苔水滑或舌体淡胖、头面或眼睛微肿、手不温、胫踝肿等表现。处方还
用了白薇、牡蛎。牡蛎不仅具有去水饮的功能，牡蛎泽泻散、柴胡桂枝干姜汤皆
用之，而且能潜阳平冲，在此很好理解。白薇能去虚热，所以也不排除本案病例
也兼有轻微的面赤或阵发燥热感。

李某，女，48岁。1987年8月24日，初诊：
近三个月来头痛，痛甚伴呕吐，具有气胀、刺痛特点，以两侧及前额为甚。
恶风，纳可，眠不宁，月经尚调。脉浮弦，苔薄黄。三阳风热头痛。

柴胡 12g	葛根 12g	黄芩 10g	薄荷 5g
白芷 9g	羌活 9g	桔梗 9g	甘草 4g
生石膏 30g	白芍 10g	生姜 10g	大枣 7枚
夏枯草 15g	双花 10g	连翘 10g	知母 6g

6剂。

【笺疏】三阳经皆上头，三阴经唯有厥阴经上头，故头痛常与三阳经及厥阴

有关。后头痛、前额疼痛和侧面头痛分别与太阳、阳明和少阳密切相关。本案病例近3个月来头痛，痛甚伴呕吐，具有气胀、刺痛特点，提示其病为邪实之证。疼痛以两侧及前额为甚，提示关乎少阳、阳明。恶风、脉浮，提示其病关乎太阳。苔黄为热；头痛多风，风伤于上故也。所以师父断曰"三阳风热头痛"。治宜疏散三阳风热。处方选用明·陶华《伤寒六书》治三阳风热的柴葛解肌汤为基本方。该方的药物组成为柴胡、葛根、黄芩、甘草、石膏、羌活、白芷、芍药、桔梗、生姜、大枣。以柴胡、黄芩、芍药治少阳，以石膏、知母、葛根、白芷治阳明，用羌活、桔梗、生姜、大枣治太阳。甘草调和诸药。另加夏枯草、连翘、金银花，其目的不过是辅佐诸药疏散头面风热。

杨某，女，24岁。1987年8月10日，初诊：

近年来神疲嗜睡，头胀痛，带下量多，腰疼，自觉颈部发凉，时时欲呕，纳呆，胸膈满闷，大便不调。月经量少，色暗，有块；末次月经7月16日。舌质暗，苔白腻，脉沉。

桂枝 10g	白术 15g	茯苓 30g	泽泻 15g
猪苓 20g	半夏 12g	竹茹 12g	陈皮 10g
枳实 10g	生姜 2 片		

6 剂，水煎服。

【笺疏】体疲为身体疲倦，神疲为脑力疲倦。无论是神疲乏力，还是体疲乏力，都不一定是由气血虚弱所致，虽然气血虚弱是神疲、体疲的常见原因，气滞或痰饮水湿阻滞也有可能引起神疲、体疲。根据《灵枢·邪客》的论述，痰湿阻滞于腠理，阻碍卫气出入，导致卫气不能顺利由表入里，或由里出表，即会引起失眠或多睡眠。本案病例神疲嗜睡，带下量多，时时欲呕，纳呆，胸膈满闷，苔白腻，痰湿的特征很明确。腰疼者，湿痹也。颈部发凉者，痰湿阻滞阳气也。脉沉主里。至于月经量少，经色暗，有血块，舌质暗，都应该是由继发于痰湿阻滞的血瘀血滞所导致，其病在于血分。由于以气分痰湿病证为主，故宜先治气分痰湿。故处方用五苓散合温胆汤，重用茯苓利尿除湿，以小半夏汤和胃止呕。笔者在笺疏此案时，一开始认为白术也应该重用至30g。不过当我注意到"时时欲呕"的症状时，又明白处方只用15g白术的合理性。这是因为白术性壅，所以《伤寒论》曾指出在用理中汤时，如果其人呕多，那就应当"去术，加生姜三两"。

姜某，女，30 岁，住怀柔。1988 年 1 月 25 日，初诊：

近一年来头胀痛时作时止，痛甚则眩晕，身倦乏力，寐安，纳差，白带多，月经调，颜面黑斑（水斑）。

泽泻 20g	云苓 30g	白术 10g	桂枝 10g
猪苓 15g	牛膝 10g	半夏 12g	陈皮 10g

6 剂，水煎服。

1988 年 2 月 1 日，二诊：

头痛、头晕减轻。便溏，尿可，纳差，背疼。月经 25 天一行。

川芎 10g	天麻 10g	半夏 12g	白术 15g
党参 10g	黄芪 10g	炙甘草 10g	神曲 6g
麦芽 6g	茯苓 15g	蔓荆子 4g	防风 6g
羌活 3g	藁本 3g	生姜 10g	泽泻 19g

6 剂，水煎服。

1988 年 2 月 9 日，三诊：

茯苓 30g	泽泻 20g	桂枝 12g	白术 10g
炙甘草 6g			

12 剂，水煎服。

1988 年 2 月 29 日，四诊：

头顶热痛，两太阳穴亦痛。

白芍 30g	生姜 10g	大枣 7 枚	炙甘草 6g
云苓 40g	白术 10g	泽泻 15g	

7 剂，水煎服。

1988 年 3 月 7 日，五诊：

头中热痛，尿黄，恶心。

菊花 10g	蒺藜 10g	钩藤 10g	夏枯草 12g
龙胆草 6g	竹茹 15g	半夏 15g	生姜 12g
陈皮 10g	滑石 10g[包煎]	青黛 6g[包煎]	茵陈 10g
青蒿 3g	茯苓 30g	甘草 6g	天麻 9g

6 剂，水煎服。

1988 年 3 月 14 日，六诊：

恶心减。颠顶痛，头晕，目胀。二便调。

川芎 10g	藁本 6g	蔓荆子 10g	白芍 10g

当归 10g	柴胡 12g	葛根 12g	生石膏 15g
黄芩 9g	白芷 9g	羌活 6g	炙甘草 6g
桔梗 6g	生姜 3 片	大枣 3 枚	

7 剂，水煎服。

【笺疏】 本案病例的主症为头痛、头晕。从处方看得出，师父辨其证为水气上冲。那么辨证的依据是什么？较为明确的依据是白带多、水斑。白带属于水湿下注，水斑为水气现于面色。故此时不再需要舌象、脉象作为支撑。当然，以笔者跟师多年的经验，本病例应该属于"无热证者"。按照师父的认识，水气上冲于头目可能导致眩晕、头胀、头痛。水气上冲主要与心阳不足、脾虚不运、土不制水的病机有关；纳差、身倦乏力是脾胃虚弱的常见临床表现。故处方用五苓散化气行水，其中茯苓、泽泻的用量较大。由于水气与痰饮是本质相同而形态不同的病因，且眩晕也常常由痰饮导致，故处方另加半夏、陈皮温化痰饮。天下无倒行之水，人身无逆上之痰。痰饮水气之所以上冲，是因为有气逆的病机；故处方更加牛膝引气下行，进而达到引水下行的效果。

顺便说一句，本案白带量多，处方中的白术仅仅用 10g，似乎可以适当增大。而对于白带量多的病例，笔者常常重用白术至 30g 以健脾益气、除湿止带。

二诊处方用李东垣《脾胃论》半夏白术天麻汤合治头部风湿的经典名方羌活胜湿汤化裁。我注意到人们对程钟龄的半夏白术天麻汤较熟悉，而对李东垣的半夏白术天麻汤不太熟悉。李东垣半夏白术天麻汤的药味组成为半夏、天麻、白术、茯苓、橘红、麦芽、神曲、人参、黄芪、苍术、黄柏、泽泻、干姜，共 13 味，较程钟龄方更加丰满，其化痰饮、补中气的药力更强。本处方以李东垣半夏白术天麻汤为基本方，不用黄柏、陈皮，用生姜代替干姜，用白术而不用苍术，用党参代替人参，俱为随证化裁之举。由于见有头痛、背痛，故合用羌活胜湿汤以疏风胜湿而治头痛、背痛。

三诊未记录药效及病情变化，但从处方看，应该是在服药之后，病情明显减轻，故师父把处方药味大大减少，仅用苓桂术甘汤合《金匮要略》泽泻汤，亦即苓桂术甘汤加泽泻，化饮止眩。这属于病减药减的做法。

前三诊治疗皆以治水饮痰湿为目的，病情得到缓解。四诊时患者诉头顶热痛，两太阳穴亦痛。师父从病证的一惯性考虑，仍从水饮论治，选用《伤寒论》桂枝去桂加茯苓白术汤合《金匮要略》泽泻汤。《伤寒论》第 28 条："服桂枝汤，或下之，仍头项强痛，翕翕发热，无汗，心下满微痛，小便不利者，桂枝去桂加茯苓白术汤主之。"桂枝去桂加苓术汤证有头痛一症。心下满微痛，小便不利，说明心下有水气。由此可以推知其头痛由水气浸渍并阻碍太阳经脉所致。由于曾经发汗，或曾经攻下，恶寒已经消失，这说明表邪已解。此时的发热为水气郁于太阳。所以不再需要用桂枝解表，而只需要茯苓、白术去水。由于芍药既能除心下满痛，也具有利尿去水的功能，所以应该留用芍药。水气本来是向下流动的，水气之所以上冲，亦有可能是受到肝气上升的影响。此时当然可以考虑用桂枝降下肝气，因为桂枝具有"降逆气"的性能。但是桂枝也有升散之性。因此，医者在判断存在肝气上逆因素的情况下，就应该舍桂枝而留芍药，因为芍药不仅能利水、除心下满痛，而且还能收敛肝气，较桂枝更加合适。至于本案病例，患者两太阳穴部位疼痛，此属于少阳头痛。肝胆相连，其结构与功能都密切相关，相互影响。既有水气上冲，又兼肝气偏旺，故师父选用桂枝去桂加茯苓白术汤，重用白芍30g以缓肝柔肝。芍药与甘草配伍成芍药甘草汤，酸甘化阴，能缓急止痛。重用茯苓40g也是为了治水。加泽泻，以成《金匮要略》泽泻汤，同样也是为了加强引水饮下行的药力。

这里顺便就《伤寒论》桂枝去桂加茯苓白术汤问题多说两句。师父认为《伤寒论》有苓桂术甘汤，没有苓芍术甘汤，这是不全面的。他认为《伤寒论》应该有苓芍术甘汤，而桂枝去桂加茯苓白术汤就是苓芍术甘汤。苓芍术甘汤与苓桂术甘汤相对应。在治疗水证时，苓桂术甘汤通阳，苓芍术甘汤和阴。此恰如《伤寒论》既有真武汤扶阳利水，又有猪苓汤育阴利水。阴阳对应，乃为全面。他说桂枝汤中的桂枝和芍药，有滋阴与和阳两方面的功能。仲景对桂枝汤的加减应用，既有桂枝汤去芍药，又有桂枝汤去桂枝；既有桂枝汤加桂枝，又有桂枝汤加芍药。这种应用符合疾病变化的客观要求。由此看来，《伤寒论》不能仅有苓桂术甘汤，而无苓芍术甘汤，否则便有违仲景阴阳兼顾的思维。桂枝去桂加茯苓白术汤为治疗"水郁阳抑"而设。其外证可见"头项强痛，翕翕发热，无汗"，其内证则见"心下满微痛，小便不利"。病乃气水郁结、阳气抑郁不畅所致，其根源重在"小便不利"。故宜利小便、解阳郁；发汗、泻下均非所宜。由此可见，其与第71条的脉浮、发热、小便不利的五苓散证似同而实异。唐容川认为本证与五苓散证要对照起来看；对照起来看就容易明白桂枝去桂加茯苓白术的道理。五苓散是太阳之气不外达，故用桂枝以宣散太阳之气，气达则水自下行，而小便利矣。本证是太阳之水不下行，故去桂枝，重加茯、术，以行太阳之水，水下行则气自外达，而头痛发热等症自解散。如果不这样分析本证，坚持去芍留桂之说，那就必然与五苓散划不清界限。真武汤中有茯苓、白术、芍药、生姜等药，而另加一味附子，可见芍药协同苓术有去水气、利小便之作用。本方用芍之义也正在于此。师父在临床上多次用去桂加苓术汤治疗水郁发热、水郁经气不利的头项强痛，皆获良效，其临床表现与《伤寒论》记载大致相同。

五诊时患者诉头中热痛。结合第四诊的病历记录，可知头痛的部位应该还是两颞部位。热痛，尿黄，恶心，所以病证最有可能是肝胆风热。由此可见第四诊的处方去桂是有道理的，是见微知著的。肝胆风热，故处方用菊花、钩藤、龙胆草、夏枯草、青黛、青蒿、天麻、蒺藜清降之，疏散之。而且仍守治其水气痰饮方法的一贯性，用温胆汤合小半夏加茯苓汤化裁。第六诊继续清热疏风，重点针对头痛选方用药。

顾某，男，35岁。住前奉伯。1987年11月2日初诊：

自幼头痛，以前额为甚，痛甚则呕。大便溏。其母及孩子亦有头痛。自觉服阿司匹林有效。脉沉弦。

| 当归30g | 白芍30g | 白薇10g | 炙草10g |
| 党参10g | 牛膝10g | | |

6剂，水煎服。

【笺疏】前额头痛为甚，痛甚则呕，这说明其头痛与阳明经关系密切。大便溏亦为阳明胃肠症状，故可以初步诊断为阳明头痛。阿司匹林为解热镇痛药；服阿司匹林有效，这对本案辨证并无特别的参考价值。本案病历文字不多，病例的寒热虚实特征并不明显。不过从处方重用当归、白芍各30g来看，可知师父辨为阳明血虚头痛。血虚容易产生虚热，故处方用白薇清虚热，我揣度本案应该还存在某些虚热上冲的现象，如面红或目赤、头部有发热感等。肝藏血，血虚亦可能导致肝气失柔，故脉沉且弦。芍药与甘草相合，成为酸甘养血、缓急止痛的芍药甘草汤。牛膝能引虚热下行。一般说来，在大便溏的情况下，归、芍不宜重用，因为归、芍能滑大肠；也不太适合应用牛膝，因为牛膝具有滑下之力。然此案既重用归、芍，又用牛膝，我认为其用药依据有二：一为脉沉弦有力，二为大便虽溏，而便量不多，排便不畅。

王某，女，43岁。1987年10月26日，初诊：

头痛，颈项硬，耳鸣，失眠，血压220/130mmHg。

夏枯草15g	坤草10g	龙胆草10g	牛膝10g
龙牡各20g^{先煎}	钩藤15g	白芍20g	丹皮10g
菊花10g	甘草10g	珍珠母30g^{先煎}	

6剂，水煎服。

【笺疏】从处方看，本案病例当为肝阳上亢、肝火上炎所致头痛。那么辨证的依据是什么？是脉象。收缩压和舒张压分别为220mmHg和130mmHg，脉压差达到90mmHg，转换到脉象必定是洪大弦紧。如果脉洪大而虚，按之少力，那说明中气不足，治之当用东垣益气升阳方法。如果洪大弦紧，按之如转索，左右搏指，这种脉象必定是由肝气亢奋、肝热冲逆所致，其他任何病机通常都会出现这一特点的脉象。故处方用三草降压汤（龙胆草、夏枯草、益母草）清降肝气，用珍珠母、龙骨、牡蛎重镇潜阳、镇静安神，用钩藤、菊花、白芍、甘草、牡丹皮、牛膝平肝柔肝，清热息风，缓急止痛。

处方中的"坤草"即益母草。乾父坤母，故益母草亦称坤草，名称意思相同。

张某，女，36岁。住顺义。1987年11月16日，初诊：

头痛十余年，月经前、生气时和劳累后加重，呈掣痛特点，以右侧为甚，痛甚则呕。夜寐梦多。脉弦，苔白腻。

柴胡10g	当归30g	白芍30g	佛手10g
香附10g	丹皮10g	茯苓15g	白术10g
栀子10g	炙草6g	生姜6g	薄荷3g^{后下}
钩藤10g	半夏10g		

6剂，水煎服。

【笺疏】本案处方为丹栀逍遥散加味。丹栀逍遥散具有疏肝清热、养血健脾的功能，主治气滞热郁、血虚脾弱的病证。那么本案病例气滞热郁、血虚脾弱的辨证依据是什么？女性患者、侧头痛、掣痛性质、月经前且生气时头痛加重、脉弦，这些信息都提示肝血不足、肝气郁滞的病机。其道理是肝主疏泄、肝藏血、肝为女子先天、肝主风，以及肝胆经络行身之侧。劳累后头痛加重提示脾虚，其道理是劳则气耗，劳则伤脾。多梦为热扰心神。故用丹栀逍遥散（汤）疏肝清热，养血健脾。另加香附、佛手二物以增强处方的理气解郁功能。加半夏降逆和胃，以患者痛甚则呕。加钩藤以息风解痉，以掣痛为风气偏胜。

管某，男，37岁。1987年12月28日，初诊：

头痛、心悸、心慌一天。昨晚突然自觉心悸、心慌、乏力、欲呕。纳谷、睡眠、排便正常。脉弦，苔白。

| 桂枝 6g | 云苓 20g | 白术 6g | 炙草 9g |
| 半夏 12g | 陈皮 10g | 太子参 15g | 生龙牡各 15g |

6剂。

【笺疏】突发心悸，是何机制？师父十分重视水气上冲的病因病机。苔白，脉弦，符合水气上冲舌脉。没有否定性的脉证，则确定为水气上冲。处方以治疗水气上冲的主方苓桂术甘汤为基本方，加半夏、陈皮，形成二陈汤，处方化痰之力得到加强。另加太子参，又形成了四君子汤，于是处方补益脾气的力量得到加强。脾胃为生痰之源；对于水气上冲证，四君子汤为治本之方。加龙骨、牡蛎以重镇止悸。用生龙牡者，其思想是煅者收涩之性强，而生者收涩之性弱。对水气上冲的治疗，需要祛除水气，故所用药物宜动，忌过于收涩。不过我认为在水煮提取时，生龙牡的溶解度不如煅龙牡好；这大概是张仲景用龙牡，总是要求"熬"的道理。他说的熬就是今天我们说的煅。

陈某，男，60岁。1987年8月10日，初诊：

半年来头痛、头晕，痛甚则呕。血压不高，纳谷不香，颈项僵硬。二便尚调，舌边尖红，苔腻，脉沉弦。既往有脑血栓病史。

丹参 15g	丹皮 12g	白芍 30g	石决明 30g
钩藤 12g	牛膝 12g	夏枯草 12g	坤草 15g
龙胆草 9g	元参 10g	石斛 15g	葛根 10g
川芎 6g	片姜黄 10g		

6剂。

【笺疏】头痛，血压高，有脑血栓病史，脉沉弦，舌边尖红，据此基本上可以判定本案病例为肝风肝火、血瘀络阻所致。故处方以三草降压汤降火平肝，加石决明、钩藤、牛膝、白芍助之；加丹参、葛根、川芎、牡丹皮、片姜黄以活血化瘀。另外再加玄参、石斛滋补肝肾之阴。处方中的白芍用量独大，既能柔肝息风，缓急止痛，又能活血化瘀，而且还能够养血滋阴。片姜黄、葛根主要针对的是颈项僵硬症状。

姚某，女，47岁。1987年5月18日，初诊：

神经性头痛一年余，痛甚则呕，疼痛以太阳后枕处明显，呈胀痛性质，痛无定时，与生气有关。纳少，眠多恶梦。二便调，经带正常。苔白质红。曾服谷维素、安定、天麻丸有效。

柴胡 10g	黄芩 10g	半夏 12g	生姜 12g
竹茹 15g	白芍 30g	丹皮 12g	钩藤 12g^{后下}
炙草 6g	夏枯草 10g	菊花 10g	蒺藜 10g
龙胆草 9g			

6 剂。

【笺疏】头痛呈胀痛性质，痛无定时，与生气有关，这充分提示此头痛与肝阳上亢有关。噩梦多者，肝气旺也。痛甚则呕者，肝气横逆犯胃也。痛无定时者，风也，肝气也。舌质红者，肝热也。可见可以进一步确定此病例肝阳上亢性质。故处方用小柴胡汤疏风、清肝、和胃，加夏枯草、白蒺藜、菊花、龙胆草疏风清肝；再加竹茹，以配合半夏、生姜和胃止呕。

董某，女，26 岁。住西马。1989 年 8 月 14 日，初诊：

头晕，头项作痛，体疲。脉偏沉、无力。舌苔白。清阳不升，湿困厥阴之分。

藁本 6g	白术 10g	蔓荆子 4g	当归 10g
细辛 3g	党参 10g	羌活 3g	白芍 10g
川芎 10g	黄芪 10g	防风 6g	炙草 6g

7 剂。

【笺疏】头痛头晕，体疲，脉沉无力，舌苔白，这样的脉症是明显的气虚现象。气虚则清阳上升无力。需要指出，本套丛书诸案中所谓舌苔白者，皆指白腻苔，不是薄白苔，较之薄苔略厚，是湿邪的反映。脾气虚弱，清阳不升，则湿邪遂之而生。观本案处方用藁本，可以推知头痛部位主要在于颠顶。颠顶是厥阴头痛的特点。故师父的诊断是"清阳不升，湿困厥阴"。处方用补中益气汤之黄芪、党参、白术、甘草、当归补中益气，以防风、羌活二味风药代替柴胡、升麻，以升提清阳，同时也是治疗湿邪之本。笔者考虑此处之所以不用柴胡、升麻，或许是因为考虑到柴胡走少阳，升麻走阳明；而本病例的病在厥阴，故不用升、柴。藁本治颠顶头痛。蔓荆子、川芎、细辛是临床常用治头痛的专病专药。按照李东垣用补中益气汤的加减方法，若头痛则加蔓荆子，头痛甚者加川芎，颠顶头痛加藁本，头痛病程长，患者苦于头痛，则加细辛。《医宗金鉴》把这一经验总结为歌诀"头痛蔓荆甚芎入，颠脑藁本苦细尝"。

张某，女，30 岁，1987 年 5 月 4 日，初诊：

两月来头痛，痛在太阳引及前额，呈胀痛特征，与月经无关，夜寐不宁，纳呆，二便调。脉弦，舌红。

菊花 10g	钩藤 10g	蒺藜 10g	夏枯草 15g
白芍 30g	当归 12g	甘草 6g	柴胡 6g
川芎 3g	白术 6g	丹皮 10g	

6 剂。

1987 年 5 月 11 日，二诊：

药后头痛渐减，夜睡梦多。

桑叶 10g	菊花 10g	钩藤 12g	羚羊角粉 1.5g^{冲服}
龙胆草 9g	丹皮 10g	白芍 30g	甘草 9g
夏枯草 12g	蒺藜 9g	黄芩 3g	半夏 9g
竹茹 12g			

6 剂。

【笺疏】一般把头痛分为外感、内伤两大类。头痛的病因病机比较复杂。从邪实的角度看，风伤、寒凝、热灼、湿困、痰阻、瘀滞等因素都可以引起头痛。从正虚的角度看，气、血、阴、阳诸不足皆可导致头痛。从脏腑病位的角度看，头痛主要与肝胆及脾的病变有关。由肝胆病变导致的头痛多实、多热，由脾病导致的头痛多虚、多痰。

那么如何认识本案头痛的病因病机？其实从本案病历记录的寥寥几条信息，是难以做出判断的。大家知道，医生们常常根据头痛部位判断脏腑病机。一般而言，后头疼痛属太阳经头痛，前额头痛属阳明经头痛，两侧头痛属少阳经头痛，颠脑疼痛则属厥阴经头痛。治太阳经头痛要用羌活，治阳明经头痛要用白芷，治少阳经头痛要用柴胡，治厥阴经头痛要用吴茱萸。这样一种辨治方法看起来很美，很受初学者喜欢；初学者对这样简单的套路情有独钟。它也很受那些给初学者讲课的教师们喜欢，因为讲出来学生很爱听。但临床实际很少与之相符。本案头痛部位在后头、前额，师父并未据此判定为太阳经头痛或阳明经头痛，既没有专治太阳，或专治阳明，也没有应用相应的药物引经。本案是从肝胆进行治疗的。笔者之所以选取这则医案，目的就是给读者一个提醒，让我们知道头痛部位对于辨证只有一定的参考价值，而不具有决定性的辨证意义；临床千万不要拘泥。

本案原文还记载了头痛呈胀痛性质、纳呆、夜寐不宁几个信息，这几个信息都不具有病机和病变性质的特异性，不具有特异性的诊断意义。脉弦显然多见于肝胆病，但痰饮、疼痛也都可见弦脉，而且一部分人的常脉也是弦脉。舌红多只显示体内有热，而不能反映热在何处。

患者是一位 30 岁的女性，如果其人形瘦色苍，再结合脉弦、舌红、头痛 2 月余，那就基本上可以确定她的头痛是由肝经风热、肝血不足所致。因为形瘦色苍是木型人的特征。木型人肝气偏旺，风气偏盛，阴血相对不足。形盛者阴盛，形不足者阴虚。又肝藏血；肝为女子先天。月经虽然未见异常，但肝血不足的身体基本状态是显而易见的。由这样一些分析可见，本病例的病位在肝；由寒凝、瘀血、痰阻引起头痛的可能性都不大，由中气不足、清阳不升引起头痛的可能性也不大。

曾几何时，人们将舌、脉的诊断价值推举到至高无上的地位，忽视、轻视患者精气神、形气之虚实寒热的辨证意义，以至于不少青年医生只重舌脉，不重视精气神及形气，他们总是希望舌脉能一锤定音。我认为当代中医大学教育，以及所谓"中医科学化""中医证客观化"研究浪潮是产生这一问题的重要推手。那些站在中医大学讲台上的教师，总在讲着这个道理，讲着讲着，把他们自己也讲得坚信不疑了。我反复对我的学生，包括书院弟子班的学员们说，舌反映寒热虚实，脉反映寒热虚实；在舌脉以外，呈现在医者面前的患者形神气色就不反映寒热虚实吗？举例而言，患者形盛体丰，难道不可以据此确定其人痰湿内盛吗？

明确病机之后，相应的治疗方法也就可以确定了：疏风清肝，养血柔肝。处方以菊花、钩藤、白蒺藜、夏枯草、柴胡、牡丹皮疏风清肝、凉肝，以白芍、当归、川芎、甘草养血柔肝、调肝，以白术祛散头部风湿。白术是古人治疗头病的常用药。如《金匮要略》附方之《近效》术附汤治疗寒湿在头引起的"头重眩，苦极"；该方的药物组成只有白术、附子、甘草三味。或许师父在检查时注意到患者的身体存在少许风湿，故处方中亦加白术治湿。

二诊时患者述夜睡梦多，这说明睡眠已见好转。结合初诊病情，多梦定然也是由肝火扰心所致。或许患者在诉说病情时提到梦里都是争打吵闹、愤怒、大火燔灼的情景。效不更方；二诊处方守初诊方，增强清肝宁心的药力。加龙胆草、羚羊角粉清肝胆火，另加竹茹、半夏化痰安神。其所以去当归、川芎者，我认为是考虑到此二物属于温散之品，于肝火病变有所不宜。

这里还有必要说说本案处方的用量。初诊、二诊的白芍都用 30g。芍药酸寒，能养血柔肝，敛肝清热。芍药与处方中的甘草形成缓急止痛的祖方芍药甘草汤。芍药甘草汤不仅能治脚挛急、身体肌肉疼痛、腹痛、痛经等症，也能治疗头痛。故处方中芍药的用量独大，这正是为了重点发挥芍药甘草汤缓急止痛的功能。再看柴胡，一诊时柴胡用量甚少，二诊时竟然去掉柴胡，这多少有些让人不解。病在肝胆，正合用柴胡疏泄清解，并引诸药至于肝胆，何以竟然只用 6g，以至于不用？我认为这是因为考虑到患者肝脏阴血不足，不宜用较大量的柴胡，否则便有损伤肝脏阴血之虞。师父是比较认可古人"柴胡劫肝阴"的说法的。二诊处方重在清降肝火，不欲升散，故去柴胡；因为柴胡既升且散。众所周知，川芎是治疗头痛的最常用药物，甚至可以说是头痛的专病专药。如今一些医生用川芎治头痛，动辄 15g，甚至 30g。但师父不主张如此应用。他几次告诫我，川芎辛散，用于血滞血瘀导致的病证，的确能够取得良好疗效。但如果错误地用于血虚气虚性质的病证，便有可能发散气血，导致气血进一步虚弱，对身体害处很大。今人处方药味甚多，混沌一片，药物间的相互关系十分复杂。一个处方中何药有用，何药无用，何药无害，何药有害，往往茫然难知。不似古人，处方药味简单，容易看清哪味药物起着哪样的作用。《医宗金鉴》说："川芎辛窜，捷于升散，过则伤气。故寇宗奭曰不可单服、久服，亦此意也。"

张某，女，45岁，住密云。1989年9月4日，初诊：

右侧头痛，痛甚欲呕。

夏枯草 10g	胆草 10g	川芎 10g	白芍 10g
当归 10g	钩藤 12g	僵蚕 10g	蜈蚣 1 条
竹茹 10g	柴胡 12g		

7 剂。

【笺疏】本案记载的信息不多。头痛在右侧或许对辨证有一定的参考价值：头之侧面为少阳胆经所过，故侧面头痛多肝胆病变。左主血，右主气。故右侧头痛可能是由于肝气亢盛。如此解释，顺文敷衍，对读者帮助不多。如果头痛由肝气冲逆导致，那么头痛甚则呕的病机便是肝胆气横逆犯胃，以致胃气不能和降。

在我看来，"右侧头痛，痛甚则呕"二组信息难以作为特定病机的辨证依据；能引起右侧头痛、痛甚则呕的病机不一。痰阻、风寒、脾胃气虚、肝阳上亢乃至肝火上炎都是右侧头痛，痛甚则呕可能的病机。所以对这则医案的学习，重点在于学刘老用清降肝火方法治疗头痛的经验，而不是其辨证。师父对肝火头痛的辨识，除了通常的心烦易怒、胸闷胁胀、口苦、舌红、脉弦等以外，通过望诊对患者的形色进行观察，其结果也很重要，这方面的内容已如前述。本案处方用夏枯草、龙胆草、钩藤、柴胡疏泄肝胆，疏风清热，降火平肝；这是一组习惯性用药。根据病情，可以再于牡丹皮、栀子、黄芩等清肝胆的药物中选择一、二加入处方，以增强清热泻火的力量。用当归、白芍、川芎养血柔肝。归、芍二物是师父治肝病最常应用的一组对药。川芎尚有肯定的止头痛作用。用白僵蚕、蜈蚣息风止痛。本案呕吐是肝热犯胃所致，故不像通常方法那样用辛温的半夏降逆止呕，而改以清凉化痰的竹茹和胃止呕。

这里要说说蜈蚣。蜈蚣辛温，归肝经，具有息风解痉、搜剔通络的功能，由此产生止头痛的效果。不过师父治头痛一般不用蜈蚣。只有当头痛病程较长，病情较为顽固，病机属于肝风，疼痛具有掣痛、有时剧痛的特点时，他才会用蜈蚣，一般也只用 1 条。

郭某，女，52 岁。1986 年 11 月 17 日，初诊：

前额及太阳头痛，左侧尤甚，作呕，脉沉弦，舌红苔薄。

白芍 30g	炙甘草 10g	丹皮 10g	夏枯草 10g
元参 12g	生地 12g	石决明 30g	龙牡各 20g^{先煎}
钩藤 12g^{后下}	蒺藜 10g	菊花 10g	龙胆草 9g
坤草 12g	首乌 10g	竹茹 12g	

7 剂。

1987 年 10 月 26 日，二诊

一周来偏头痛，伴恶心呕吐，二便调。

柴胡 12g	黄芩 10g	半夏 12g	生姜 12g
炙草 6g	党参 6g	大枣 6 枚	当归 10g
川芎 6g	蜈蚣 1 条	白芍 10g	

6 剂。

1987 年 11 月 02 日，三诊：

服药，头痛明显好转，恶心已愈，脉弦。

柴胡 12g	白芍 15g	丹皮 10g	当归 10g
川芎 10g	蜈蚣 1 条	炙甘草 9g	黄芩 6g
龙胆草 6g			

6 剂。

【笺疏】病历记述"前额及太阳头痛"；前额属于阳明。此处"太阳"并非指太阳经头痛；太阳经疼痛部位在头枕部。此处"太阳"指太阳穴部位。所以本案头痛为前额及两侧头痛。足少阳胆经循行于头两侧；肝胆相连。疼痛以左侧为甚，这都符合肝胆病在部位上的一般特点。笔者在临床上观察到，头部疾病，无论是头痛，还是鼻病、眼病、耳病，明显以左侧占比较高。这一特点或许与肝胆风火上升有关。人身分左右，左右自有别，这是事实。本案见沉弦脉，舌红，这说明肝火内郁，火因郁而盛，火因盛而上攻。故处方仍以夏枯草、龙胆草、牡丹皮、菊花、钩藤、白蒺藜一组治肝风肝火的常用药物为主，疏风清肝。另用石决明、煅龙牡重镇沉降，平肝潜阳。再用芍药、生地黄、玄参、白芍药、何首乌、炙甘草滋养肝阴，补养肝血，以治其本。其中芍药甘草汤能柔肝敛肝，缓急止痛。

服药一周，头痛部位有所改变，不再提前额疼痛，以侧面头痛为主，这显示病情有所缓解。但毕竟一周以来，无一日不痛，且仍有恶心呕吐，说明头痛是顽固的。病在肝胆，头痛喜呕，这符合柴胡证特征，故转方用张仲景小柴胡汤原方，疏泄肝胆，散肝胆风邪，清肝胆郁热。另加当归、白芍养血柔肝，同时以川芎、蜈蚣疏通经络，祛风止痉，采用对症治疗的方法，直接治其疼痛。处方中的大枣用至6枚，与师父对大枣的平时一般用量相比，这一用量明显是较多的。如此大量应用的目的，大概是为了发挥大枣、甘草甘以缓急止痛的作用。

三诊时头痛明显好转，恶心已除。由于患者不再呕恶，所以去掉二诊处方中的半夏、生姜。不仅如此，三诊处方还去掉了党参、大枣二味补药，加上龙胆草、丹皮两味清泻肝火的药味。为什么要这样一加一减？小柴胡汤是攻补兼施的一个药方。师父应该是注意到在用参、草、枣补气一周以后，肝胆风热有所抬头，比如出现口干、口苦，或者出现烦躁、耳鸣，或者出现目胀、腹胀等现象，只是这些现象未暇记录在案，所以他去掉了参、枣。

这里顺便简单说一两句小柴胡汤应用。师父强调"使用经方的关键在于抓主症"。小柴胡汤如何抓主症？张仲景说"伤寒中风，有柴胡证，但见一证便是，不必悉具。"本案二诊处方就是按照这一原则的应用。一直以来，总是有一些人苦苦考证张仲景说的"一证"到底指的是哪一个具体的证。有人说是脉弦，有人说是往来寒热，有人说是胸胁苦满，有人说是口苦，持这样观点的人都是糊涂人。其实张仲景这个"一"字是一个文学写法，不是科学用语。"一"的意思是少数、很少的意思，"一"字要与后面的"悉"字对照理解。"悉"是全部的意思。张仲景的意思是说，柴胡证一共有八证，在面对具体病例时，只要见到其中少数两个症状就可以投小柴胡汤，而不必全部症状都具备。

田某，男，66岁，住大官庄。1988年10月17日，初诊：

头痛在两太阳穴部位，牙亦痛，先由牙疼开始，而后偏头痛发作。脉弦，舌苔滑腻。少阳与阳明两经火热不解。

柴胡 15g	黄芩 10g	丹皮 10g	白芍 10g
半夏 10g	生姜 10g	生石膏 30g	连翘 10g
当归 10g	栀子 10g	龙胆草 10g	蜈蚣 1 条
炙草 6g

7 剂。

【笺疏】本案头痛在两太阳穴部位，这是肝胆病变的症状常常出现的部位。头痛发作之前先出现牙痛。牙痛之属于实证者，多为阳明胃火。师父认为头痛，尤其是发生在女性患者的头痛多由肝胆风火导致。所以他对于头痛病例，在没有显著且明确的痰湿、瘀血、脾虚、寒邪表现时，即辨证为少阳风热或肝胆风热。本案舌苔滑腻不会改变他的这一习惯性辨证。由于本案同时存在牙痛，所以他的辨证结果是"少阳与阳明两经火热不解"。处方以柴胡、黄芩、牡丹皮、栀子、龙胆草清泻少阳之火热，以生石膏、连翘清泻阳明之火热。当然，黄芩、栀子、丹皮同时也能清泻阳明胃热，而连翘未尝不可以清肝胆风热。肝藏血，故治肝宜治血，于是处方仍以白芍、当归养血柔肝，以蜈蚣息风解痉，通络止痛。舌苔滑腻说明患者体内有痰饮，故用小半夏汤（半夏、生姜）治其痰饮。本案处方含有丹栀逍遥散、龙胆泻肝汤和小柴胡汤的基本药物，这三首药方都是治肝胆病的常用经典名方。

张某，女，30 岁，1988 年 11 月 14 日，初诊：

头痛，腰疼，头胀，四肢痛，小便可，大便日三、四行，恶心，梦多，口不苦，心躁。月经以前每 10 天 1 行，目前 1 月 1 行，月经期心躁烦。脉弦，舌边尖红，苔薄白。少阳气火交郁。

柴胡 14g	黄芩 10g	半夏 12g	生姜 12g
炙草 6g	党参 6g	大枣 4g	当归 10g
白芍 10g	栀子 10g

12 剂。

1988 年 11 月 28 日，二诊：

心下逆满，脉来徐缓，大便日三、四行。心脾两虚。

| 桂枝 10g | 炙草 10g | 白术 12g | 茯苓 15g |
| 太子参 15g | 炮姜 6g | 黄芪 10g |

12 剂。

1988 年 12 月 12 日，三诊：

服药头痛见轻，大便每日三、四行，腰疼，周身无力。

黄连 10g	炙草 10g	党参 10g	干姜 10g
桂枝 10g	半夏 10g	大枣 9 枚	

12 剂。

1988 年 12 月 26 日，四诊：

头痛，每以多梦之后出现。

菊花 10g	当归 10g	白芍 12g	珍珠母 30g
蒺藜 10g	川芎 10g	炙草 6g	夏枯草 15g
黄芩 6g	胆草 6g	坤草 12g	

12 剂。

【笺疏】本案以头痛为主诉，副症比较多：腰疼、头胀、四肢痛、大便日三四行、恶心、梦多、烦躁；烦躁于月经期间加重。其舌边尖红，脉弦，苔薄白。师父凭这样一些脉症，如何即可作出"少阳气火交郁"的诊断？其中脉弦、舌边尖红多见于肝胆病变，具有一定的病位特异性。肝为女子先天，肝藏血。月经期间烦躁明显，这说明肝血不足、肝火偏旺。虽然这几个脉症对于诊断"少阳气火交郁"具有一定信度，但真正能让师父下此诊断的，我以为是他关于头痛的基本学术观点。他认为头痛，尤其是发生在女性患者的头痛多由肝胆风火导致。"少阳"指足少阳胆经。由于存在肝胆相连的生理关系，所以此处所谓"少阳气火交郁"也可以理解为肝胆气火交郁。气郁而火生，火因气郁而生；气与火交相郁结于肝胆。之所以腰疼、头胀、四肢痛，是因为肝胆气郁引起身体气血营卫郁滞不行；不通则痛。恶心、大便日三四行者，木气横逆，克犯脾胃也。梦多、烦躁者，郁火扰神也。

在我的印象里，这"气火交郁"是师父在临床经常用的一个术语。不过他用这个术语主要指的是气与火交郁于少阳和阳明；少阳指足少阳胆腑，阳明指足阳明胃。《内经》说"大肠小肠皆属于胃"。在《伤寒论》六经病学说里，"阳明"包含胃、大肠、小肠。对于气火交郁病证的治疗，师父常用的主方几乎都是经方大柴胡汤，以柴胡、黄芩清解少阳，以枳实、芍药、大黄通下阳明胃肠。

此案处方以小柴胡汤原方加当归、白芍、栀子。柴胡疏解气郁，黄芩清解火郁。半夏、生姜辛温，助柴胡解气郁，且能降逆和胃。党参、甘草、大枣补脾扶正。加栀子以增强处方的清火力量。如前所述，师父治女性头痛，多从肝胆论治，喜用归、芍对药，故本案处方亦另加归、芍养血柔肝。如此处方便具有了丹栀逍遥汤的功能：清热、疏肝、健脾。虽无茯苓、白术，但是有党参、甘草、大枣，诸药皆具有健脾补中的功能。

二诊时"心下逆满，脉来徐迟，大便日三四行"，没有提到头痛，这说明头痛有了明显缓解，也说明初诊处方缓解头痛的效果是值得肯定的。不过，大便依然日三四行，而且出现"心下逆满、脉来徐迟"的新情况，这又说明初诊处方也有所不宜，或许是药性过凉。初诊时本来就有大便日三四行，舌象也仅仅是舌边尖红，而非全舌皆红；舌苔也是薄白的，而非黄苔。这一些表现都说明患者体内的热气并不太甚。其实仅用小柴胡汤原方即可，方中的黄芩足以清除那并不太甚的热邪。如果再加苦寒的栀子、酸寒的芍药，处方的寒性就有些过了。而且栀子、芍药、当归三物都具有滑利之性，对于脾虚之体是不宜的。不恭敬地说，本案初诊处方有欠熨帖。笔者提一个事后诸葛的认识：初诊处方当用柴胡桂枝汤作为基本方为宜。我用师父的认识来做解释。师父认为柴胡桂枝汤是治疗"太少两郁"的良方。他所谓的"太少两郁"其实指的就是柴胡桂枝汤证的病机，既有太阳营卫之郁，也有少阳枢机之郁，还包括太阴脾虚的内容。太阳之郁主要是营卫郁滞于皮肤肌肉，在本案病例的表现为头痛、腰痛、四肢痛、苔薄白等。少阳之郁是肝胆气血郁滞，在本案病例的表现为月经期间烦躁、恶心、梦多、脉弦。桂枝汤解太阳之郁，小柴胡汤解少阳之郁，两方中的桂枝、生姜、大枣、人参、甘草诸物都同时具有补益太阴脾脏的功能。请读者注意，柴胡桂枝汤从另一个角度看是具有柴胡桂枝干姜汤的基本功能的。如果病证存在明显的太阴寒湿，那就完全可以，也完全应当把柴胡桂枝汤中的生姜易为干姜，或者另加干姜。本案病例其实存在中焦脾虚，其人大便日三四行，舌苔薄白，以及二诊见脉来徐迟、心下痞满，是明证也。所以初诊处方以不用或者仅仅少量应用归、芍为宜，黄芩的用量也不宜大。

顺便多说一句，我考虑初诊时有少阳郁热，兼有脾虚，若用丹栀逍遥散也是可以的，只不过若用丹栀逍遥散，还是应该减少栀子、芍药、当归三物的用量，而姜、枣的用量应该有所增加，而不宜过小。如果能再加适量的党参，则更臻熨帖。

二诊时见心下逆满，脉来徐缓，大便日三四行，这是虚寒表现，于是师父相应地改变诊断，作出"心脾两虚"的辨证。读者看到此"心脾两虚"四字，一般都会想到该用补益心脾的经典名方归脾汤了。但师父用的不是归脾汤，而是经方苓桂术甘汤。如果心脾两虚，表现为心悸、失眠，那用归脾汤比较合适。但这里的心脾两虚是心阳不足，不能温暖脾土，脾不运化水液，由此导致水气上冲，产生心下痞满、脉来徐缓、大便日三四行等症状。脉来徐缓者，阳虚内寒也。故治之应当甘温养阳，补益心脾，温化水饮，散寒温中。师父惯用苓桂术甘汤，又加干姜于其中，则理中汤备焉。又加黄芪，则古方启峻汤备焉，目的是增强处方健脾益气的力量。

二诊处方对脾虚病变予以了足够的重视，侧重温中养养，补益心脾，而不再苦寒清肝，故收获了良好疗效，头痛随之减轻。不过患者服药12剂后，仍有轻微头痛，且大便依然日三四行，周身无力，腰痛。此时师父思考病机中或许仍藏有少许内热，于是三诊继续益气温中，加一味黄连清其内热，选取经方黄连汤作为基本方。黄连汤在《伤寒论》里主治"伤寒，胸中有热，胃中有邪气，腹中痛，欲呕吐者"，该方虽然以黄连命名，但是除了黄连一物以外，全方一派甘温、辛温。所以黄连汤实际上具有经典名方"连理汤"的特性，它是一首温中散寒、健脾益气，兼清胃肠热气的药方；以温阳益气为主，清热其次。黄连不仅能厚肠胃而减少排便次数，而且有上清治头痛的功能。从第四诊的记录看，患者服药后，其大便日三四行的情况得到纠正。由于处方用黄连10g，故大枣的用量也相应地增到9枚之重。如此应用大枣，其主要目的是既能补益中气，亦能调和药剂的味道。《神农本草经》说大枣能"和诸药"。我近年来在临床上对于此种病证，一般都会应用柴胡桂枝汤。不过由于柴胡桂枝汤里有酸寒的芍药，而芍药有"利大小肠"的作用特点，对于脾虚中寒、大便日三四行的病证是不利的，于是我会少用或者不用白芍，用白芍时也会用炒芍药。黄连汤具有桂枝人参汤的基本药物；桂枝亦可治腰痛。其人周身无力者，脾虚也。处方中的党参、大枣、桂枝、甘草既然能够补脾，自然也能纠正乏力。

四诊时患者仍诉头痛，每每于梦后出现，显示头痛与睡眠质量不好有关。故四诊时将治疗方向确定为治头痛、安神。师父治失眠有一个特点，即如果多梦，那就可以判断为肝火，治疗时他会清泻肝火；其理论依据是《内经》"肝藏血，血舍魂"的论述。肝血充足，肝藏血，这是肝藏魂的前提，因为血是肝藏魂的物质基础。肝血虚，肝即不能藏魂，不能藏魂则魂浮游于外，魂浮游于外则多梦。于是四诊处方又回到养血清肝的方向，通过养血清肝以养血安魂，以治头痛。仍用菊花、白蒺藜、夏枯草、龙胆草、益母草、黄芩清肝平肝，仍用当归、白芍、川芎养肝柔肝，新加珍珠母镇静安神。四诊处方与初诊处方的用药方向相同，说明师父认为本案病例确实存在肝胆风火。

魏某，女，45岁。1990年2月12日，初诊：

经前及经后头疼，头晕，耳鸣，口苦，恶心，脉沉，舌淡苔白。肝郁且肝血不足。

柴胡 12g	黄芩 10g	半夏 12g	生姜 10g
党参 6g	炙草 6g	大枣 7 枚	当归 12g
白芍 15g	钩藤 15g	川芎 6g	白蒺藜 10g

7 剂。

1990 年 2 月 19 日，二诊：

见效，经期头痛，血不柔肝之证。

当归 18g	白薇 10g	川芎 10g	丹皮 10g
炙草 6g	白芍 30g	党参 10g	柴胡 10g
栀子 10g			

7 剂。

【笺疏】一般认为经前血室充实，多热；经后血室空虚，多虚。而按照《伤寒论》的观点，月经前后一两天是女性身体空虚的一段时间；无论经前经后，经水适来或经水适断，身体状态都是血气不足的。此时较之平时更容易感邪生病；而一旦感邪生病，由于血室是空虚的，正气不足，所以在治疗上就应当兼顾正气之虚，在祛邪的同时，一定还要采用扶助正气的方法。故《伤寒论》治伤寒、中风，经水适来适断，都用小柴胡汤。小柴胡汤是一个攻补兼施的药方，适合"血弱气尽，腠理开，邪气因入"少阳所导致的病证。

本案病例有明确的柴胡证：头晕、口苦、恶心。其实耳鸣、头痛也是少阳病的常见症状。故师父用小柴胡汤为基本方，仍加当归、白芍、川芎三物。前面说过，师父治肝病喜用归、芍。今患者的主诉是头痛，故更加川芎、钩藤、白蒺藜疏肝平肝。舌淡、苔白，说明少阳相火并不突出，故处方在黄芩以外，不似前几案更加龙胆草、牡丹皮、栀子，甚至更加羚羊角粉、青黛。

药后见效明显。如前所述，经期是妇女气血空虚的一个时间阶段，所以经期发生头痛，一定与血虚有关。因此二诊依据经期头痛的特点，结合舌淡、苔白的现象，判断"血不柔肝"。故处方重用当归、白芍养血柔肝，当归用 18g，白芍药用 30g。善补血者，必于气中求血，这是因为"气能生血"的道理。故更加党参、甘草益气以生血。甘草与芍药组成缓急止痛的芍药甘草汤。另外如前所述，师父认为妇女头痛恒与肝风肝热有关，故处方仍加柴胡、牡丹皮、栀子清热疏风，清热凉肝；另加白薇善清虚热而除烦。

朱某，女，59 岁。1987 年 2 月 7 日，初诊：

头痛、头晕三四年，反复不愈，甚则伴见呕吐，脘胀，泛酸，大便尚调。脉滑，苔腻。

苍术 10g	厚朴 12g	陈皮 10g	黄连 9g
夏枯草 12g	半夏 12g	生姜 12g	竹茹 15g
菊花 10g	茯苓 15g	甘草 3g	煅瓦楞 12g
桔梗 6g			

6剂，水煎服。

【笺疏】本案病例头痛、头晕三四年，伴见脘胀、反酸、呕吐等症，苔腻，脉滑，胃腑痰湿热之象很明显，也很明确。对于胃腑痰湿热证，师父最常用的治法就是以平胃散合二陈汤加黄连。反酸明显者，再加煅瓦楞子制酸。如果反酸不明显，仅偶尔出现轻微反酸，那么也可以不用制酸药物，仅用平胃散加黄连即可。此案病例乃痰湿头痛，故用平胃散、二陈汤合方以化痰除湿。加竹茹是为了加强化痰和胃止呕的力量。如此加味，本处方即具备温胆汤的基本药物。毕竟以头痛为主诉，故仍加夏枯草、菊花疏风平肝。之所以加桔梗少许，目的是引诸药上行于头目。本案处方思路很清晰、简洁。

焦某，男，25岁。1987年3月2日，初诊：

偏头痛，胁下痛，溲黄。

龙胆草 10g	柴胡 12g	当归 10g	栀子 10g
白芍 20g	黄芩 6g	丹皮 12g	蒺藜 10g
木通 10g	车前子 10g[包煎]		

6剂，水煎服。

【笺疏】本案病例偏头痛发生在头之侧面，头颅两侧属于少阳经循行部位。胁下亦属于少阳部位，尿黄为热。由此可知其基本病机为肝胆湿热，故拟定清泻肝胆治法。从处方以龙胆泻肝汤为基本方来看，本案病证应该还有若干湿热表现，如苔腻、形体偏盛、面部皮肤油腻等。处方未用龙胆泻肝汤全方，去生地黄、泽泻、甘草，加白芍，且白芍的用量较大，目的是养血柔肝，缓急止痛。我认为龙胆泻肝汤的甘草似乎应该留用，以成缓急止痛的芍药甘草汤。另加牡丹皮，以清热凉血，这是因为肝主藏血，故肝病多与血分有关。加白蒺藜以疏肝祛风而止头痛。处方没有用寻常治疗头痛的药物，如蔓荆子、川芎、白芷、羌活等，这是因为本案头痛由肝胆实火上冲所致，故治之宜以清降为主，不可过于辛散。

眩 冒

王某，男，成年。1988年4月18日，初诊：

头晕二年余。昨天头晕加剧，夜间亦头晕，且腹泻三四次，伴恶心。

黄芩 10g	黄连 10g	栀子 10g	茵陈 15g
柴胡 12g	半夏 15g	竹茹 15g	陈皮 10g
生姜 12g	滑石 12g	通草 10g	龙胆草 6g
枳实 10g	泽泻 15g	车前子 10g	

6剂，水煎服。

1988年4月25日，二诊：

仍有头晕，余证均俱好转。

天麻 10g	白术 10g	泽泻 15g	半夏 12g
生姜 12g	陈皮 10g	枳实 10g	竹茹 12g
云苓 12g	钩藤 10g	白芍 12g	当归 10g
川芎 6g			

7剂，水煎服。

【笺疏】本案处方的基本方是经典名方龙胆泻肝汤。龙胆泻肝汤的主要功能是清泻肝胆实火，清利肝经湿热。本案病例的主诉是头晕二年余，近一二日加重，伴腹泻、恶心，并无明显的肝胆实火特征。眩晕的类型很多，最常见的有痰阻眩晕、气虚眩晕、肝风眩晕。痰阻眩晕多用清代医家程钟龄《医学心悟》之半夏白术天麻汤，气虚眩晕多用金元医家李东垣《兰室秘藏》之半夏白术天麻汤，该方也兼具化痰功能；肝阳上亢、肝风上旋眩晕常用羚角钩藤汤、镇肝熄风汤。故古语有"无痰不作眩""无虚不作眩""无风不作眩"。师父治眩晕常用化痰止眩、益气升阳止眩的方法；不过他应用最多的方法乃是化痰蠲饮止眩，经方苓桂术甘汤、五苓散、泽泻汤最为常用。他也用经方柴胡剂止眩；柴胡剂适合治疗的眩晕是由少阳风热上旋所致的眩晕。从古今文献看，人们对火证眩晕的关注不够。内热壅盛，因火生风，风火上冲于头目，有可能导致眩晕。师父在他的《火证论》里已有重点论述；故他亦用龙胆泻肝汤、黄连解毒汤等清热泻火类药方治疗眩晕。本案处方用龙胆泻肝汤为基本方，显然他识得本案病例为肝胆实火上攻。然本案文字简单，在眩晕、呕、泻以外，未记载其他脉症。以笔者之见，本案一定存在肝胆实火的相应症状，如舌红、苔黄、尿赤、口苦、性情急躁、烦躁易怒、脉弦数、目赤、耳鸣、面热等，但见一二证便是，不必悉俱。肝胆实火犯胃则恶心，故处方加半夏、生姜、陈皮、竹茹、枳实降逆和胃；此五物亦有化痰止眩功能。昨夜腹泻数次，此肝火下迫肠道故也，故另加黄连，与黄芩一同苦寒清热，除湿止利。也正因为昨夜腹泻，故处方减去龙胆泻肝汤之地黄、当归。加茵陈、滑石者，以强化清利湿热药力。

二诊时仍有头晕，余症均见好转。其实头晕也已经得到减轻。火热已降，故转方用半夏白术天麻汤化痰止眩，加泽泻、枳实、竹茹三物，以加强化痰药力。处方中的泽泻是从《金匮要略》治疗"心下有支饮，其人苦冒眩"的泽泻汤借来。加钩藤、白芍、当归、川芎四物，以养血和血，柔肝息风。这四味药物承初诊处方清泻肝胆实火而来。肝火减而风气尚在；肝藏血，养肝血即可产生柔肝息风的效果。师父治肝病之所以常用归、芍，其道理即在于此。

杨某，女，71岁，住吴家营。1987年4月29日，初诊：

肝热较重，头目眩晕，时而作呕，饮食、二便如常。

石决明20g^{先煎}　　生牡蛎15g^{先煎}　　生龙齿12g^{先煎}　　白菊花12g

白蒺藜12g　　　　荷叶12g　　　　　当归10g　　　　　川芎2g

竹茹12g　　　　　寄生18g　　　　　牛膝10g

6剂，水煎服。

【笺疏】本案病例的主要症状为头目眩晕、时而作呕，这样的症状并不具有病证特异性，寒热虚实，各种证型皆可见。然本案文字开头即写"肝热"，笔者揣度师父主要是望而知之，切而知之。肝热在望诊、切诊和闻诊上有何特征？我认为目赤、目光强硬、面色赤或面色苍、语言劲急且亢奋、舌红苔黄、脉弦劲或弦数等都是肝热的表现。肝热上冲可致头目眩晕，肝热犯胃可致时而作呕。故拟定重镇平肝、清热息风的治法，处方用石决明、牡蛎、龙齿之重镇，以平肝潜阳；用菊花、白蒺藜、荷叶、川芎疏风息风，清肝凉肝；用桑寄生、牛膝、当归养肝补肾，引阳下行。更用竹茹清肝化痰，和胃止呕。处方不用苦寒之品，川芎的用量甚轻，牡蛎、龙齿皆用生品，这些是本处方的特点。

张某，男，17 岁。住西马坡。1989 年 8 月 14 日，初诊：

头晕目眩，心悸出汗，脉弦，舌水。水气上冲，心阳不振。拟苓桂术甘汤。

| 茯苓 30g | 桂枝 10g | 白术 10g | 泽泻 15g |

炙草 10g

7 剂，水煎服。

【笺疏】师父通过系统研究张仲景医学，基于长期的临床经验，创立了"水气上冲学说"，包括水气上冲病证辨治完整的学术体系。根据这一学说，心主火，肾主水；心肾水火阴阳相交，水火既济。心火下潜，使肾水不寒；肾水上潮，使心火不亢，由此维持心肾之间乃至于脏腑之间最基本的阴阳平衡。如果心阳不足，则肾水易于上冲，这就是所谓"水气上冲"。水气上冲于头目，可能导致头晕目眩；上冲于心胸，可能水气凌心，导致心悸，也可能导致自汗。这是因为汗为心之液，心阳不足则心之液外泄。然头晕目眩、心悸自汗的症状并非只是由于心阳不振，水气上冲，其他病机亦可导致，所以还需要进行鉴别诊断。诊断心阳不振、水气上冲的关键依据是舌苔水滑，师父简称为"舌水"。水舌的特征是舌面及口腔有较多的清稀如水的唾液；当患者伸出舌头时，舌体上的唾液势欲流出、滴下，可以描述为"舌水滑欲滴"。师父治疗水气上冲的基本方为经方苓桂术甘汤。按照《伤寒论》的论述，苓桂术甘汤的主治症为"心下逆满，气上冲胸，起则头眩，脉沉紧"。该方温养心阳，温阳化气，降逆平冲，健脾制水，行水利尿。本案处方在苓桂术甘汤的基础上另加一味泽泻，与白术配合，形成《金匮要略》治疗眩冒的泽泻汤，由此强化处方利尿降水的药力。

霍某，男，72 岁，住密云西田各庄。1988 年 5 月 16 日，初诊：

| 桂枝 12g | 茯苓 30g | 白术 10g | 泽泻 15g |

牛膝 12g

7 剂，水煎服。

1988 年 5 月 30 日，二诊：

药后头晕、心悸证减，时咳嗽，痰白黏。大便偏干。舌苔滑水，脉弦。胸阳不足，水饮上蔽。

| 桂枝 14g | 茯苓 30g | 泽泻 15g | 白术 10g |
| 龙牡各 15g | 半夏 12g | 陈皮 10g | 炙草 10g |

6 剂，水煎服。

1988 年 6 月 13 日，三诊：

头晕、耳鸣、心悸症大减，腿沉无力，脉弦无力，舌水。

| 茯苓 35g | 白术 10g | 泽泻 12g | 炙草 10g |
| 太子参 15g | 桂枝 15g | 龙牡各 20g | 牛膝 10g |

6 剂，水煎服。

1988 年 7 月 4 日，四诊：

心悸、头晕、耳鸣症均减，唯感腿沉无力，咳嗽。脉弦，舌薄白。

| 桂枝 15g | 茯苓 30g | 炙草 10g | 牛膝 12g |
| 龙骨 20g | 牡蛎 20g | 泽泻 15g | 白薇 10g |

7 剂，水煎服。

1988 年 7 月 11 日，五诊：

头晕止，余证悉减，咳嗽，畏冷。脉弦无力。

| 制附片 6g | 白芍 9g | 白术 10g | 云苓 30g |
| 生姜 10g | 桂枝 10g | 炙草 6g | |

7 剂，水煎服。

1988 年 10 月 17 日，六诊：

咳嗽，胸痛，脉弦，舌水滑。

茯苓 30g	炙草 10g	半夏 12g	丹参 12g
苏梗 10g	桂枝 12g	白术 10g	橘红 10g
生姜 12g	前胡 10g		

1988 年 11 月 14 日，七诊：

心悸头晕。

| 茯苓 30g | 白术 10g | 炙草 10g | 桂枝 6g |
| 白薇 10g | 龙骨 15g | 牡蛎 30g | 花粉 10g |

6 剂，水煎服。

【笺疏】本案初诊但有处方，未记载脉症。不过从二诊病历"药后头晕、心悸证减"，以及随后的病历，包括处方用药可以推知，初诊时的主诉可能是头晕、心悸。头晕、心悸，舌苔水滑，水气上冲的病机十分明显。故处方用师父喜欢用、习惯用的苓桂术甘汤化气行水，平冲降逆。加泽泻，以成泽泻汤。合方应用，双管齐下。更加牛膝引水气下行；牛膝不仅能引肝气下行，也能引水气下行，观济生肾气丸之用牛膝可以得知。究其机制，水气之所以上冲，也借力于肝气上行。所以引肝气下行也能引水气下行。7 剂药后，头晕、心悸减轻。犹有时时咳嗽，痰白质黏，舌苔滑水，脉弦，这显示胸阳不足，水饮上蔽。故二诊处方仍守苓桂术甘汤加泽泻，另加二陈化痰，加龙骨、牡蛎重镇降逆，且止心悸。初诊去甘草，考虑的是甘草不利于祛除水饮。二诊处方还用甘草，目的是缓和冲气。

患者服药后头晕、耳鸣、心悸大减。然仍有下肢沉重乏力，脉弦无力，舌苔水滑，显示不仅心阳不足，水气上冲，而且兼有心气虚弱。故三诊仍守苓桂术甘汤加泽泻，加龙骨、牡蛎，对药量稍做增减。加太子参补益心气；并还（huán）用牛膝，以加强下肢力量。之所以去掉二陈，一是因为咳嗽咳痰已经消失，二是因为二陈毕竟为温燥化痰之物，多有耗气之虞。

四诊时心悸、头晕、耳鸣诸症均减，患者唯感腿沉无力，又见咳嗽；脉弦，舌苔已经由水滑转变为薄白。水气虽然减轻而未尽除，故仍守三诊处方。去白术者，以水气已减；所以茯苓的用量也相应减少。加白薇者，白薇性凉，其主要功能是去虚热，我推测或许患者诉说服药期间有某种程度的虚热感觉。

五诊时诸症进一步减轻，包括下肢乏力也已消失，然而时在夏季，竟然出现恶寒症状，且脉弦无力，阳气不足的病机凸显。故转方用苓桂术甘汤合真武汤。六诊时见咳嗽，胸痛，复见水滑苔，故仍用苓桂术甘汤，再次应用二陈，且更加苏梗、前胡、生姜，目的是温肺化痰，理气止咳。之所以加丹参，应该是用其活血化瘀的功能以治胸痛。虽然不排除胸痛只不过是由咳嗽引起的胸壁疼痛，然患者为年过七旬的老人，肯定也多瘀多虚，故加一味丹参活血化瘀，也很有必要。

七诊时仅有心悸、头晕，无余症，故守方仍用苓桂术甘汤，仍加龙骨、牡蛎镇惊止悸。加白薇的道理如上已述。加天花粉者，天花粉既具有利尿功能，也有生津止渴功能。久用甘温利尿，此时或许出现了口渴症状。

李某，男，18岁。1988年3月7日，初诊：

头晕，记忆力下降，失眠多梦，发热，自汗。脉弦，舌腻。阴虚有热夹湿之证。

菊花 10g	蒺藜 10g	夏枯草 12g	胆草 9g
黄柏 6g	知母 6g	栀子 10g	丹皮 10g
白芍 20g	黄芩 9g	柴胡 10g	甘草 6g
生地 10g	茵陈 10g		

6剂，水煎服。

1988年3月14日，二诊：

症如前，失眠，多梦。

黄连 10g	生地 10g	当归 10g	龟甲 15g
炙草 6g	朱砂粉 1g^{冲服}	龙骨 30g	牡蛎 30g
地骨皮 10g	丹皮 10g	知母 10g	黄柏 9g

6剂，水煎服。

【笺疏】师父对本案病例的辨证结果为"阴虚有热夹湿之证"，这包括两个方面的证候要素，一为阴虚，一为湿热。既然病机如此，故治法就应当是一面滋阴清热，一面清利湿热，处方用生地黄、白芍、知母、牡丹皮滋阴清热，用黄柏、黄芩、龙胆草、栀子、茵陈清利湿热。另以菊花、白蒺藜、柴胡、夏枯草疏风清肝而治头晕，并以甘草调和诸药。患者服药后，失眠、多梦等病证没有变化。二诊仍守前法，改以育阴清热安神的经典名方朱砂安神丸为基本方，合用滋阴清热的经典名方大补阴丸，另加龙、牡镇静安神，加地骨皮、牡丹皮清泻虚热。其中黄连、黄柏苦寒清热除湿。所以二诊处方与初诊处方的治法一以贯之，滋阴退热，清利湿热，针对的是"阴虚有热夹湿之证"。

上面的论述逻辑虽然清晰，但是存在一个问题，这就是诊断"阴虚有热夹湿"的依据是什么？苔腻固然常常见于湿证，然而头晕、记忆力下降、失眠、多梦、发热、自汗、脉弦可以见于各种病机，并无特异性，哪一种现象反映阴虚有热？人们曾提出湿热似阴虚的讨论，亦注意到阴虚可能与湿热并存。笔者推测本案之发热或许具有夜热早凉的特点；而夜热早凉多见于阴虚。本案也或许有若干症状未能记载在文字。患者为一位18岁男青年，在记忆力减退、失眠多梦的同时，或许有遗精、梦遗的症状，这样的症状高度提示阴虚内热的病机。当二诊转方用朱砂安神丸合大补阴丸时，笔者更有理由做这样的推测。此外，众所周知中医学有一句名言"医者意也"。师父判断本案病例为"阴虚有热夹湿之证"，也可能就是凭他的直觉。

胡某，女，73岁。住密云。1988年6月13日，初诊：
头晕十余日，伴健忘、纳差，阵阵燥热，颈强，大便偏干。脉弦，舌红。证属肝风内动。

丹皮 10g	白芍 15g	桑叶 10g	菊花 10g
羚羊角粉 0.7g^{冲服}	钩藤 15g	竹茹 15g	浙贝 9g
龙胆草 9g	栀子 9g	生甘草 6g	生地 9g
玉竹 15g	当归 10g	珍珠母 30g	牡蛎 20g^{先煎}

6剂，水煎服。

调情志，忌辛辣。

1988 年 7 月 4 日，二诊：

头晕略减，余同前，大便干。脉弦，舌红，苔薄白。

桑叶 10g	菊花 10g	羚羊角粉 0.8g^{冲服}	钩藤 15g
全蝎 3g	僵蚕 4g	白芍 15g	甘草 6g
竹茹 12g	当归 10g	茯苓 12g	泽泻 10g
石决明 30g	寄生 30g	火麻仁 10g	

6 剂，水煎服。

1988 年 8 月 1 日，三诊：

下利脓血，两目干涩。脉弦，舌红无苔。厥阴热利伤津。

| 黄柏 10g | 白头翁 10g | 阿胶 10g^{烊化} | 秦皮 10g |
| 白芍 15g | 黄连 10g | | |

6 剂，水煎服。

【笺疏】本案病例的主诉是头晕。头晕的最常见病机是痰阻、风动和虚弱。此外头晕亦有由于火者，然而由火邪导致的头晕也多是因为火盛生风。本案病例头晕而脉弦、舌红，阵阵燥热，项强，大便偏干，显然并非气血虚弱，痰阻的特征也不明显，所以就应该考虑肝风肝热的可能。燥热阵阵者，风也；以风性善动。项强者，亦风也；因为肝主风，风邪可以导致筋急痉挛。故师父曰"证属肝风内动"。处方以羚角钩藤汤合龙胆泻肝汤为基本方，用羚羊角、钩藤、牡丹皮、白芍、桑叶、菊花平肝清热、息风止眩，用龙胆草、栀子、生地黄、当归、生甘草清泻肝胆实火，另用竹茹、浙贝化痰，用珍珠母、牡蛎重镇平肝。玉竹一味药物的应用，大抵是为了配合归、芍、地黄养血柔肝，并清虚热。

服药后头晕略减，余症同前，大便仍干；脉弦，舌红，舌苔薄白，故二诊仍守前法。考虑到初诊处方苦寒药物较多，而此时舌苔薄白，故去掉牡丹皮、龙胆草、栀子、生地黄、玉竹、浙贝诸寒凉之品，以石决明易珍珠母、牡蛎重镇潜阳；石决明平肝潜阳功能胜于珍珠母，胜于牡蛎。吾读《孔伯华医案》，见孔先生很喜欢用石决明平肝潜阳。加桑寄生，以配合当归、白芍滋养肝肾。还（huán）用甘草，以与芍药酸甘化阴，同时亦能缓肝气之急。加全蝎、僵蚕息风止痉；用这两味虫药加强平肝息风的药力，这是本处方的一个特点。全蝎平肝搜络、息风解痉的效果很好；不过笔者倾向于采用研粉冲服的全蝎给药方法，临床观察到此较之入汤剂煎服的效果更好。处方更加火麻仁一物，配合归、芍养血增液，润燥通便。这是治疗老年人肠燥便秘的十分稳妥的办法。至于茯苓、泽泻之加，笔者不想强解，或许患者在就诊时补充说到小便不畅，亦未可知。

三诊发生在约 1 个月以后，二诊仅处药 6 剂，可以推知患者服药以后眩晕等症基本痊愈，故而不来复诊。而且第三诊的主诉也不再是眩晕，更能说明我这一推测的理由是比较充分的。此时见下利脓血，两目干涩，脉弦，舌红无苔。前二诊病在肝胆，此时见两目干涩，脉弦，由此可知病在厥阴。舌红无苔是阴虚内热的特异性表现。故师父断曰"厥阴热利伤津"。处方用《金匮要略》治疗"产后下利，虚极"的白头翁加甘草阿胶汤。白头翁汤清热凉血，除湿止利，适用于湿热入血的厥阴下利。若兼见阴血亏虚，或亡血脱气，则加甘草、阿胶益气扶正，滋阴养血。本案处方加芍药容易理解，而未用甘草却是有些费解。或许存在滞下现象，加芍药既能疏肝导滞，也能缓急止痛。而甘草之甘虽然能够缓急，但也有妨碍疏导之虞。

咎某，女，56 岁。住密云西田各庄。1988 年 6 月 27 日，初诊：

头痛、头昏 1 年余。1 年多来头痛且昏，颈强，肩臂痛，心悸阵作，喘息，纳差，眠差，溲少，大便尚调。脉沉，舌胖。血压高。水气上冲。

| 云苓 30g | 桂枝 12g | 白术 10g | 泽泻 20g |
| 炙草 10g | 牛膝 12g | | |

7 剂，水煎服。

1988 年 7 月 4 日，二诊：

头昏痛减，颈仍强，余症同前。脉弦而沉。

桂枝 14g	白术 10g	炙草 10g	葛根 12g
白芍 10g	牛膝 10g	泽泻 16g	龙牡各 15g
太子参 15g	麦冬 10g		

7 剂，水煎服。

1988 年 7 月 11 日，三诊：

心悸头昏进一步减轻，颈仍强，小便不利。

| 桂枝 12g | 白芍 12g | 葛根 15g | 生姜 10g |
| 大枣 12 枚 | 炙草 6g | | |

6 剂，水煎服。

1988 年 7 月 18 日，四诊：

| 二活各 3g | 防风 6g | 川芎 10g | 蔓荆子 6g |
| 当归 10g | 白芍 10g | 藁本 6g | 党参 10g |

黄芪 10g　　　　　炙草 6g

7 剂，水煎服。

【笺疏】脉沉主水，胖大舌为水舌。如此舌脉，符合师父水气上冲病证的关键诊断依据。故头痛、头昏、颈强、肩臂痛、心悸、喘息、纳少、眠差、溲少诸症，皆被认为是由上冲之水气所致。水饮阻络则项强、肩臂疼痛，凌心则悸，干肺则喘，浸渍脾胃则纳少，阻碍腠理则眠差。师父治水气上冲症的基本方为经方苓桂术甘汤；故处方以苓桂术甘汤为基本方，重用茯苓以消水饮。加泽泻，且大其量，是用《金匮》治"心下有支饮，其人苦冒眩"之泽泻汤意。泽泻汤之泽泻的用量倍于白术，故本处方泽泻的用量较大。加牛膝以引水气下行，利尿降压。

服药后头痛头昏减轻，然颈仍强，余症同前，脉弦而沉。此说明水气虽减而未消，所以仍宜守前法治水。不过毕竟水气已减，所以治水之药也应相应减少。故将上方的茯苓减去，亦适量减少泽泻、牛膝的用量。请注意初诊、三诊病历都提到小便不利，而二诊病历并未提到小便不利。加葛根、白芍者，意在合用桂枝加葛根汤，以治其项强。加龙骨、牡蛎、太子参、麦冬以治心悸。时在夏日，加太子参、麦冬也有合生脉散之意，符合李东垣用补中益气汤"夏加麦冬五味子"的用法。二诊处方中的桂枝用量有所增加，目的也在于用桂止悸。如此加减，与初诊处方相比，补泻之力的比例大变。

服二诊处方后心悸、头昏进一步减轻，但仍然颈强，小便不利。经过两次治水，仍有项强，师父此时考虑水饮阻滞太阳经络或许不再是项强的主要病机。由于太阳病证多风邪为患，故转方用治疗风邪郁滞于太阳经络的经方桂枝加葛根汤，用原方药味，不加不减。第四诊的病历虽然未记载药效如何，但从处方看，可能几乎没有疗效。于是第四诊处方遂加大祛风通络力度，应用二活、防风、川芎、蔓荆子、藁本 6 种药物疏通太阳，以泄风邪。并加当归、白芍、党参、黄芪、炙草养血活血，益气扶正，以加强通络效果。

徐某，女，38 岁。住顺义。1988 年 11 月 28 日，初诊：
头晕，恶心，睡眠欠佳，心胸憋闷。肝气郁而生痰。

柴胡 12g	当归 10g	白芍 10g	半夏 15g
竹茹 15g	生姜 15g	枳实 10g	陈皮 10g
茯苓 15g	炙草 6g	天麻 10g	泽泻 12g

7 剂，水煎服。

【笺疏】语曰"无痰不作眩"。眩晕常常伴见恶心。痰阻腠理，卫气行于表而不能顺利入于脏腑之里，故睡眠欠佳。痰阻亦常见心胸憋闷。原案曰"肝气郁而生痰"，不仅指明本案病例的主要病因为痰，而且指出痰邪产生的原因是肝气郁滞。那么肝气郁的辨证依据是什么？我认为是心胸憋闷、女性患者，或者还有形瘦、面色苍黄。故处方用温胆汤加天麻、泽泻化痰祛风而止眩，降逆和胃而止呕。由于是女性患者，故再加归、芍养血和血。观此方，可知患者的状态当是形气不足、面黄无热、脉弦舌白。虽然睡眠欠佳，然处方中并未见到常用以治疗失眠的酸枣仁、夜交藤、柏子仁、龙骨、牡蛎等物。之所以如此用药，是因为温胆汤化痰通络，助卫入阴，可以发挥安神促眠的作用。

天麻为治头眩的圣药；半夏白术天麻汤为治头眩的经典名方，疗效肯定。无痰不作眩；脾胃为生痰之源。白术健脾利湿，能治生痰之本，可是本方用半夏白术天麻汤却未用白术。笔者以为这是因为考虑到患者恶心较重，白术有所不宜。《伤寒论》第386条理中丸用法有云："吐多者，去术，加生姜三两。"故本案处方的生姜用量也较大。

邹某，女，65岁。住密云。1988年7月4日，初诊：

头晕，颈强，胸闷，吞酸，病已月余。纳差，失眠，大便尚调。脉弦，苔薄白。肝胃不和。

苍术 10g	厚朴 10g	陈皮 10g	炙草 3g
柴胡 10g	黄芩 10g	黄连 5g	吴萸 1g
半夏 12g	生姜 12g	蒺藜 10g	钩藤 12g
胆草 6g	菊花 10g		

7剂，水煎服。

1988年7月11日，二诊：

小便增多，躁热，余证基本同前。脉弦，苔白。

白芍 12g	云苓 30g	白术 12g	生姜 10g
炙草 6g	大枣 7枚		

7剂，水煎服。

1988年8月1日，三诊：

柴胡 12g	黄芩 9g	半夏 12g	炙草 9g
党参 9g	生姜 12g	大枣 6枚	当归 10g
白芍 10g			

6剂，水煎服。

【笺疏】头晕、胸闷、纳差、脉弦，此柴胡证也。《伤寒论》说："伤寒，中风，有柴胡证，但见一证便是，不必悉具。"因此本案病例可以用小柴胡汤。观处方将小柴胡汤之参、草、枣去掉，并合用平胃散，则知师父认为本案病例以邪实为主。正气不虚，故去参、草、枣之甘补。在头晕、胸闷等柴胡汤证中出现吞酸，这说明肝胃不和，胃失和降，胃腑壅实。我推测患者虽年六十五，一定是形气俱实之体。小柴胡汤合平胃散为柴平煎，为师父临床所常用。他治脘腹胀满、吞酸、苔白，常用平胃散加少许黄连。本案处方用柴平煎合连萸左金丸，也是这一用法的体现。再加白蒺藜、钩藤、龙胆草、菊花疏风清热，清泻肝胆，这进一步说明师父判断本案病例肝胆气火亢盛。这里存在一个疑问：师父判断肝胆气火亢盛的依据是什么？我认为是他是从形气及名堂五色察知。医者从形气五色观察到的征象常常不容易用语言文字表达。我想古人之所以说"医者意也"，就是这个道理。师父的患者很多，总是数分钟完成一位患者的辨证施治。理法方药，常常在他意识之中，未能也难以形诸文字。医者意也，这大概也是本案没有相关文字记录的原因。

服上方后小便增多，这说明初诊时其实还有小便不利一症，病历未予记录。《伤寒论》第28条："服桂枝汤，或下之，仍头项强痛，翕翕发热，无汗，心下满微痛，小便不利者，桂枝去桂加茯苓白术汤主之。"二诊时见胸闷、反酸、纳差、项强、头晕、小便不利，脉弦，苔白，我估计应该还有心下不舒症状。师父据此判断其病机为肝胃不和，饮停心下，转方投桂枝去桂加茯苓白术汤益阴消饮。其中芍药既能柔肝和胃，也能利小便，去水饮。第一诊和第二诊处方都着眼于肝胃不和与水湿之邪，一以贯之。

三诊未记载脉症，亦未说明病情是否有改变，处方为小柴胡汤加归、芍。由于不再用茯苓、白术，亦不再像首诊处方那样增用疏风平肝、清泻肝胆之品，而且也未去参、草、枣，我推测通过前两次治疗，病情已经得到明显缓解。故转方再次回到小柴胡汤，以疏泄少阳，借参、草、枣三物甘补益气，健脾和胃，并另加归、芍养血柔肝。

郭某，男，24岁，住顺义城关。1988年1月25日，初诊：

头晕，呕吐时作，大便干稀不调，小便正常。苔腻，脉弦。二月前曾因家事不和而突然昏仆、抽搐，醒后如常人。

桑叶 10g	菊花 10g	钩藤 15g	白芍 30g
甘草 9g	当归 10g	竹茹 12g	浙贝 10g

生地 10g   全蝎 3g   僵蚕 6g   珍珠母 30g^先煎

龙胆草 6g

6 剂，水煎服。

【笺疏】头晕的常见病机有痰饮阻遏清阳、风邪上扰和中虚清阳不升，所以古人有"无痰不作眩""无风不作眩"和"无虚不作眩"的总结。本案仅仅记载了有限的几个脉症，还难以看出其眩晕属于痰饮，还是属于中虚，抑或属于肝风。不过，患者两个月前的一次晕厥经历对于此次辨证倒是具有一定启发性意义。家事冲突即可导致晕厥，这说明患者属于性情急躁、肝气偏盛之人，因而也提示其眩晕极可能由肝风导致。故治之宜平肝柔肝，息风止眩。处方用桑叶、菊花、钩藤、全蝎、僵蚕、珍珠母、龙胆草平肝清肝，息风止眩，再用芍药、当归、生地黄、甘草养血柔肝，并用竹茹、浙贝化痰。

高某，女，46 岁。1987 年 10 月 26 日，初诊：

头晕，神疲思睡，时恶心，尿频。脉弦，舌胖大，苔腻。高血压病史。

桂枝 10g   云苓 30g   泽泻 20g   白术 12g

猪苓 20g

6 剂，水煎服。

1987 年 11 月 2 日，二诊：

服药后头晕、恶心减轻。刻下胸痛、头晕，头晕甚时心悸、恶心、呕吐。脉滑。

半夏 15g   生姜 20g   云苓 40g

6 剂，水煎服。

【笺疏】语曰"无痰不作眩"。本案病例头晕而舌胖大，苔腻，说明其眩晕乃由痰饮阻碍清阳导致。恶心是痰饮的最常见症状之一。卫气出于阳则寤，入于阴则寐。既然属于痰饮为患，患者神疲思睡，那一定是因为在里的卫气难以出于阳。小便不利常常出现在痰饮证，反映水液排泄障碍。尿虽频，尿量必不多。眩晕之由于痰饮者，如果排尿正常，说明膀胱通利状态尚可，用半夏白术天麻汤等治其上即可。如果排尿不畅，说明膀胱不利，需要通利水道。故处方用五苓散原方药味治之。《金匮要略》："假令瘦人脐下有悸，吐涎沫而癫眩，此水也，五苓散主之。"二诊时头晕、恶心减轻，转方用小半夏加茯苓汤化痰蠲饮，降逆和胃。五苓散长于通利水道，其化痰和胃之力不足。小半夏汤既能降逆和胃，亦能化痰止眩。本案病例舌胖大，故前后两次处方中的茯苓用量都较大。

张某，男，42岁。1987年9月14日诊，初诊：

头晕、耳鸣月余，伴恶心、身颤抖、心悸。脉弦。

| 茯苓 30g | 泽泻 15g | 白术 10g | 桂枝 10g |
| 半夏 12g | 生姜 12g | 陈皮 10g | 天麻 9g |

6剂。

【笺疏】 身体颤抖之症，其病机或由于肝风扰动筋肉，或由于水饮浸渍筋肉。前者可用镇肝熄风汤、羚角钩藤汤等方治疗，肝肾阴虚者可用三甲复脉汤、大定风珠等方治疗。后者则当用治水饮的方法治之，可投苓桂术甘汤、真武汤。心悸、头晕、恶心、脉弦皆为水饮常见的脉症。故处方用半夏白术天麻汤、苓桂术甘汤合方，去甘草，加泽泻。笔者认为本案病历应该不见内热现象；如果见内热现象，师父必定加清泻肝火之品。本案病历应该也没有显著的里寒之象。如果里寒之象较重，师父一定会合用真武汤。

张某，男，56岁。住顺义后沙峪。1987年11月16日，初诊：

头晕、头痛二年余，颈项强，手不麻，时心悸，恶心，失眠。1984年曾被诊断为"颈椎骨质增生"。

钩藤 15g	白芍 15g	当归 10g	半夏 15g
竹茹 15g	陈皮 10g	生姜 15g	枳实 10g
茯苓 20g	炙草 9g	全蝎 3g	夏枯草 12g
黄连 6g			

6剂。

【笺疏】 本案处方反映师父对痰热眩晕的常用诊治方法。按照笔者观察到的规律，本案患者应该属于形气俱实之人，脉多弦滑。形实者多痰，脉弦主肝病，滑主痰。故师父判断其头晕头痛乃由肝风上旋、痰饮阻碍清空导致。心悸、恶心、失眠是痰饮为患的常见表现。痰阻亦常常导致项强手麻；不过并非一定会见项强、手麻。病历中有"手不麻"一句，这反映当时师父询问过是否手麻。师父常常依据手麻与否判断络脉阻滞、肢体风邪病机。处方用温胆汤化痰通络，加钩藤、白芍、当归、夏枯草、全蝎、黄连清热平肝，息风解痉，定眩止痛。

骆某，男，36岁。住顺义。1989年4月3日诊，初诊：

头晕，目眩，心烦已三年。脉弦细，舌淡，苔薄白。血压 80/50mmHg。

小柴胡汤加当归 10g。

7 剂。

【笺疏】头晕、目眩、心烦、脉弦细,此柴胡证。按照张仲景的临床经验,无论中风、伤寒,亦无论外感、内伤,若有柴胡证,"但见一证便是,不必悉具"。小柴胡汤证具有"血弱气尽"的病机,故本案处方用小柴胡汤原方药味,另加一味当归,配合参、草、枣养血扶正。既然合用养血扶正之法,那就应该见有气血不足脉症。本案舌淡,苔薄白,脉弦细,"血弱气尽"的特征明也。血压较低,其脉不足,也应当施用补益之法。小柴胡汤有参、草、枣三物,处方再加当归,便成补益气血之用。临床上常用芍药、地黄养血;然芍药、地黄具有阴柔润下的特性。如果患者血压很低,那就不宜用芍药、地黄。血压低者脉弱,脉弱者胃肠易动;芍药、地黄易动胃肠。

苏某,女,43 岁。1987 年 5 月 18 日,初诊:

头晕一年,血压偏高,下肢肿胀,过劳加重,夜多梦,纳可,二便正常,经带调,舌淡有齿痕。

夏枯草 12g	坤草 12g	龙胆草 9g	牛膝 10g
白术 12g	苍术 8g	黄柏 6g	茯苓 30g
白芍 12g	菊花 10g	钩藤 10^{后下}	蒺藜 10g
知母 6g	车前子 10g^{包煎}		

6 剂。

1987 年 5 月 27 日,二诊:

肝热较重,旧有高血压,头晕不爽,牙龈肿痛,二便正常,白内障已有一年半。

石决明 20g^{先煎}	磁石粉 10g^{先煎}	白菊花 10g	白蒺藜 10g
草决明 10g	金银藤 12g	双钩藤 12g	怀牛膝 10g
生知柏各 10g	六一散 12g^{包煎}	青连翘 10g	干荷叶 10g
首乌藤 10g	云茯苓 10g		

6 剂。

【笺疏】患者头晕,血压偏高,故处方起首就开三草降压汤的 3 味药物,即夏枯草、益母草、龙胆草,这是师父最惯常的用药习惯。加钩藤、白蒺藜、菊花、牛膝、白芍,目的都是加强疏风清肝、平肝降压的力量。下肢肿胀,舌淡、有齿痕,说明体内有水饮,故加车前子、白术、苍术淡渗利尿,祛除水饮。从处方用知母、黄柏来看,本案病例一定还见有较轻程度的肝肾湿热现象,如烦躁、面赤目赤、目光明亮、手温热等，不然师父不会加知柏二物。二诊记录有"肝热较重"一语，这也可以证明笔者推测是基本正确的。

二诊继续清热泻火，平肝降压，不过不再用三草降压汤，而改以石决明、磁石重镇潜阳，仍用钩藤、白蒺藜、菊花、牛膝、知母、黄柏疏风清肝。新加草决明一味，不仅能疏风降压，而且具有明目作用。决明子之所以被称作决明子，就是因为它具有一定的疏风清热明目的功能。加首乌藤以安神；反映患者应该有烦躁寐差之症。加连翘、金银藤清热，主要针对的是牙龈肿痛。荷叶一味应该来源于清震汤，其应用目的是清利头目，因为患者有头晕不爽的症状。本处方是师父少有的全部药名用都用 3 个字书写的一张处方。其实他较少采用这样的形式写处方；他不会这样过于拘泥于处方药名形式。想起来我本人也曾经有一段时间如此写处方，每一味药都写 3 个字，认为这种形式很美，显得很有学问。后来认识到处方药名还是写规范名称最好，遂不再采用。

马某，女，46 岁，1987 年 11 月 10 日，初诊

头晕、头痛，肢倦，便溏，项强，舌强，心悸，血压 159/90mmHg，脉弦无力。

黄连 9g	白芍 15g	葛根 10g	黄芩 9g
炙甘草 9g	夏枯草 12g	钩藤 12g	胆草 9g

6 剂。

1987 年 11 月 16 日，二诊

服药诸症悉减，时呕，心烦，失眠。

黄连 9g	竹茹 15g	枳实 10g	半夏 15g
陈皮 10g	茯苓 30g	甘草 6g	生姜 12g
夏枯草 10g	钩藤 10g	当归 10g	白芍 10g

6 剂。

【笺疏】本案病例头痛，项强，便溏，此三症显示病在太阳，太阳经腧不利，可以考虑用经方葛根类药方去治疗。葛根这味药物可以作为疏通太阳经腧的专病专药，张仲景桂枝加葛根汤、葛根汤都用葛根治项背强几几。葛根汤所主的病证也可能见有下利。"太阳与阳明合病，自下利者，葛根汤主之。"然葛根汤治疗的下利属于寒性下利，而不是热性下利。本案处方既然用的是葛根芩连汤，那就一定见有诸如面赤、手温、舌红、苔黄等热象。本案病例所见心悸当为火邪扰心所致。此外所见有头晕、舌强二症，当为肝风上旋所致。舌强为痉挛类症状，与风

邪相关。血压较高，肝阳上亢。故处方另加夏枯草、龙胆草、钩藤疏风清火，平肝息风。师父常用龙胆草、夏枯草、生甘草、钩藤治疗高血压。本套丛书在高血压一节另有介绍。处方又加芍药一味，与甘草组成善于缓解肌肉组织痉挛的芍药甘草汤。且芍药酸收，甘草甘缓，也有柔肝平肝的功能。笔者对本案也有一处疑惑，这就是血压较高，而师父言"脉弦无力"。我考虑最大的可能是，此血压数字是患者自己说出来的，而不是门诊当时测出来的。患者平时服降压药，血压下降不少，故师父诊脉当时诊得"脉弦无力"。若门诊当时的血压是159/90mmHg，那应该表现为洪弦脉。

二诊时诸症悉减。患者另诉时呕、心烦、失眠。承初诊时对肝火内盛、风热上旋病机的认识，诊断为痰火内扰，犹有风热上旋，故处以黄连温胆汤，加夏枯草、钩藤，继续息风平肝，加当归、白芍养血安神。白芍与温胆汤中的甘草相合，仍是用芍药甘草汤之意。二诊用温胆汤，笔者推测患者应该属于痰湿之体，其形气俱实，且有明显的热证征象。

　　茹某，女，41岁。1987年12月7日，初诊：
　　头晕一月余，心悸，燥热，汗出，夜寐不宁，纳可，白带多，月经尚调，胁胀满，善太息。脉沉弦，舌质暗，苔白。

丹皮 10g	栀子 10g	柴胡 10g	白芍 10g
云苓 20g	当归 10g	白术 20g	薄荷 2g^{后下}
生姜三片	炙草 6g	牡蛎 30g^{先煎}	地骨皮 10g

水煎服，6剂。
　　1987年12月14日，二诊：
　　药后诸症悉减，时身烘热。

栀子 10g	丹皮 10g	地骨皮 10g	生地 6g
麦冬 10g	当归 10g	白芍 10g	柴胡 10g
香附 10g	茯苓 20g	白术 15g	甘草 3g
龙牡各 20g			

6剂。
　　【笺疏】本案患者为一位41岁的女性。此年龄段的女性患者常有肝肾精血不足病变，在西医看来属于卵巢功能下降。肝肾精血不足之见内热现象者则为阴虚；阴虚包括血虚。肝之阴血不足则肝气难以条达，故患者常见燥热、汗出、心悸、寐差、胁胀满、喜太息等症。脉沉弦，舌质暗为肝肾阴血不足的表现。师父

治此证最常用经典名方丹栀逍遥散。另加地骨皮以退燥热，加牡蛎以安神止悸、敛津止汗。

二诊时虽诸症悉减，但仍见时有烘热。效不更方。故仍用前方，加生地黄、麦冬，以加强处方滋阴养血的力量。去生姜、薄荷，易之以香附，配合柴胡以疏肝理气。更用龙骨、牡蛎，目的还是加强安神止悸、敛津止汗的功能。

马某，女，70 岁，住东石槽。1989 年 8 月 28 日，初诊：

晨起头晕，咳嗽，气喘，心悸，脉沉，面浮。水气上凌心肺。苓桂剂加减：

桂枝 12g	苡米 12g	炙草 6g	杏仁 10g
茯苓 30g	通草 10g		

7 剂。

1989 年 9 月 4 日，二诊：

药后头晕轻，口干不欲饮。

上方加半夏 10g

7 剂。

【笺疏】头晕，咳嗽，气喘，心悸，如果同时见脉沉、面部浮肿，那毫无疑问是由"水气上凌心肺"所致。脉沉主水。故治宜利水降冲，当用苓桂剂。处方为师父自创的苓桂杏苡汤加通草等。苓桂杏苡汤主治水气上冲，化为湿邪，湿邪弥散表里的病证。其特异性临床表现为胸脘痞满，或兼呕恶，形盛面满，舌大苔腻等。该方以苓桂化气利尿，既疏通水湿之去路，亦杜绝水气之生成。薏苡仁、杏仁宣肃水之上源，故能祛除水湿；此二物为临床治疗三焦湿浊的一组常用对药，治湿经典名方三仁汤亦用之。更以通草利尿佐之，炙甘草配合桂枝温养阳气。药后头晕减轻，虽然咳、喘、悸三症依旧，仍属有效。方药对症，用药有效，故二诊仍守前方，加半夏化痰祛湿，通宣理肺。在本案病例的病机中，水湿痰饮不仅是引起咳嗽、喘息的主要病因，也是头晕、心悸的主要病因。口干不欲饮水说明是湿痰为患，半夏最为适用。倘若口干喜饮，半夏即不适合使用。如《伤寒论》说小柴胡汤证若"渴而不呕"者，即去半夏，加天花粉；又如《金匮要略》附方之"治疟病发渴者，亦治劳疟"的柴胡去半夏加瓜蒌汤等。

张某，女，62 岁。1986 年 8 月 25 日，初诊：

脉沉而弦，舌红苔少，头晕胸闷，平素血压高，两月前脑溢血。阴虚阳亢，预防中风。

珍珠母 30g	石决明 30g	夏枯草 12g	益母草 14g
龙胆草 10g	白芍 20g	丹皮 10g	佛手 12g
香橼 12g	茯苓 12g	蒺藜 10g	钩藤 10g

6 剂，水煎服。

【笺疏】本案先记录舌脉。师父临床四诊多数时候是先问诊，次切脉，后望舌。不过也常有先切脉望舌、后问诊的操作顺序。本案先切脉、望舌，然后问诊。脉沉而弦，舌红苔少，这是肝阴不足、肝阳上亢且火郁于内的反映。肝阴虚而气火冲逆，故血压高，脑溢血（现脑出血，下同），头晕，胸闷。治之当滋阴柔肝，平肝息风，重镇降逆。处方用夏枯草、益母草、龙胆草，此为师父的降压经验方"三草降压汤"。用珍珠母、石决明重镇降逆，用刺蒺藜、钩藤平肝息风，并重用一味芍药滋阴柔肝。之所以要用牡丹皮，这是因为阴虚乃血分病，脑溢血也涉及血分病变，热迫血溢；而内出血即为瘀血。故加一味牡丹皮清热凉血，活血化瘀。茯苓安神除烦。佛手、香橼为调理胃肠气机的药物；此二物在本处方出现，我揣度本案病例就诊当时有脘腹胀满的症状。

黄某，男，59 岁。住首都机场。1989 年 7 月 10 日，初诊：

时发头晕，但血压正常。脉滑，苔白。痰邪遏清阳。

川芎 10g	半夏 15g	竹茹 15g	泽泻 15g
胆草 6g	天麻 10g	陈皮 10g	茯苓 15g
黄柏 3g	柴胡 10g	黄芩 6g	神曲 10g
苍术 10g			

7 剂。

1989 年 7 月 24 日，二诊：

舌绛，脉弦滑，尿短，口干。

| 猪苓 20g | 茯苓 30g | 阿胶 10g^{另包烊化} | 泽泻 15g |
| 滑石 15g | | | |

7 剂。

1989 年 7 月 31 日，三诊：

头晕，服药第二剂见效，第三、四剂又不见效。脉弦。

| 泽泻 20g | 白术 10g | 桂枝 6g | 茯苓 30g |
| 猪苓 15g | | | |

7 剂。

【笺疏】初诊时师父诊断本案病例为"痰邪遏清阳"。清阳指头部，头部为清阳之处。在正常情况下，清阳上升，浊阴下降。清阳为痰邪等浊阴之邪阻遏，会出现头晕症状。痰阻清阳是头晕最常见的病机。本案苔白，脉滑；脉滑者，痰也。或许本案患者还可能具有形盛、面满、肉多的特点。苔白者一般无火，但也不尽然。头晕一症也常常由肝火上冲导致；由处方表达出来的治法不仅仅是化痰止眩，而且还有龙胆草、黄芩、黄柏清热降火，故本案病例应该还有火热的表现。不然本案处方既从李东垣半夏白术天麻汤减味而来，就不会再添加此三物清肝降火。

二诊时白苔褪去，绛舌显露，小便不利，口干。由此可见原来内热藏在白苔之下。绛舌显示病已涉及阴分，阴血已伤。这符合《伤寒论》猪苓汤证的病机。故师父径直处以猪苓汤原方药味，重用茯苓、猪苓利水。仅服药2剂，即见头晕减轻。然在服第3剂、第4剂时，不再有明显的疗效。于是三诊改用五苓散原方。水饮是导致头晕的常见病机；《金匮要略》用五苓散治疗"吐涎沫而癫眩"。由五苓散、苓桂术甘汤、泽泻汤等方的主治病证都有头眩，就可以看出水饮是眩晕的常见原因。猪苓汤虽然也包含治水饮的药物猪苓、茯苓、泽泻，另外还有一味滑石，理论上讲应该也能治头眩。不过猪苓汤主要适用于水饮停蓄下焦、病涉阴血的病证，小便不利、尿血、下利是其主要症状。猪苓汤证的虚热也可能上扰心神，导致心烦、失眠，也可能影响胃腑，导致口渴、喜呕。眩晕主要是气分病变，而主要不是阴血分病变，这是三诊改用五苓散的基本道理。

崔某，女，50岁。1989年5月8日，初诊：

血压高，头晕，手麻，抽搐。

羚羊角粉 0.6g^{冲服}	钩藤 15g	桑叶 10g	菊花 10g
茯苓 12g	生地 6g	蒺藜 10g	白芍 15g
胆草 6g	当归 15g	竹茹 15g	贝母 10g
全蝎 3g	僵蚕 6g	栀子 6g	

6剂。

【笺疏】头晕、手麻、抽搐，这三个症状一并出现，在外感多由于热盛生风，在内伤多由于肝风内动。血压高者，其脉一定弦紧而滑。结合起来看，本案病例的病机当属于肝风内动，肝阳上亢；故治之当平肝清热，息风潜阳。处方以治疗肝热风动的经典名方羚角钩藤汤为基本方。羚角钩藤汤出自清代医家俞根初《重订通俗伤寒论》，具有凉肝息风、养阴解痉功能，原书用以治疗外感热病之热盛动风症，其临床表现以高热、烦躁、抽搐、脉弦数为特征。后来该方亦常被用于杂病肝风内动病证的治疗。本案处方以羚角钩藤汤为底方，另加全蝎、白僵蚕、白蒺藜，目的是加强息风解痉的力量。更加龙胆草、栀子以清肝泻火；并加当归，以配合地黄、芍药养血柔肝，缓肝气之急。这样应用是基于肝藏血，体阴而用阳，血虚则肝气急，血充则肝气柔的道理。羚角钩藤汤原方药物组成有甘草，而本案处方未用甘草。不过笔者认为甘草甘缓，能与芍药相合，成为缓急柔肝的芍药甘草汤，似乎可以不去。全蝎的用法，笔者认为以研粉冲服为宜。

李某，女，65岁。住火神营。1989年7月31日，初诊：

血压高，头晕，右半身有不遂之感，痠沉。肝风发动，入络伤阴。

夏枯草 15g	胆草 10g	丹参 15g	牛膝 10g
石决明 30g	坤草 15g	丹皮 10g	白芍 30g
玄参 12g	栀子 10g		

7剂。水煎服，日服1剂。

又：牛黄清心丸10丸，早晚各服1丸。

1989年8月7日，二诊：

服药见效，头晕减轻，血压较为平稳。

丹参 15g	忍冬藤 15g	秦艽 10g	夏枯草 15g
牛膝 10g	鸡血藤 15g	桑枝 10g	坤草 15g
龙胆草 10g	玄参 12g	黄芩 4g	黄连 4g

7剂。水煎服，日服1剂。

又：牛黄清心丸10丸，早晚各服1丸。

【笺疏】 如今有一些就诊患者以"血压高"为主诉。本案病历开头即书写"血压高"，就属于这一类情况。头晕，右半身有不遂、酸沉的感觉，有经验的临床医生都知道仅仅依据这样的临床表现，还不能作出"肝风内动，入络伤阴"的诊断。如果患者面色寒，四末不温，肢体浮肿或者小便不利，苔白舌淡，那就有可能属于阳虚水泛病变，可以投真武汤温阳行水。如果无上述寒饮水湿脉症，那又有可能属于肝肾亏虚病变，可以考虑投地黄饮子补益肝肾。师父对本案病例的辨证结果既然为"肝风内动，入络伤阴"，那他就应该见到若干反映内风和阴伤的脉症，如舌红少苔、手掌赤热、面赤、目赤等，只是他未向医助口述，医助自然也未记录。处方用师父自制的降压经验方"三草降压汤"清热疏风，凉肝平肝。该方的药物组成为夏枯草、益母草、龙胆草。加白芍并重用其量，以敛肝柔肝；加石决明重镇潜阳，加牛膝引气血下行；再加玄参、牡丹皮、丹参、栀子以清热凉血，养血活血，滋阴补肾；更用牛黄清心丸清心凉肝。之所以用牛黄清心丸，是因为肝火心火密切相关，肝火盛者，其心火亦盛。

　　患者服药见效，头晕减轻，血压较为平稳。故二诊仍用牛黄清心丸，守三草降压汤加丹参、玄参、牛膝。由于血压下降且平稳，故去石决明、牡丹皮、白芍等药味。以小量芩、连易栀子清泻内热。加秦艽、桑枝、鸡血藤、忍冬藤诸物以活血通络，治其身体痹阻所致之半身不遂感觉。

　　汤药丸药合用是本案的一个特点。民国时期北京四大名医之一的孔伯华先生在开处汤药时，常常合用丸药。笔者近年来也经常汤丸并用。

　　贺某，女，47岁。住顺义。1989年4月3日。初诊：
　　头晕，心悸，耳鸣。苔白腻。血压190～170/100mmHg。
　　三草降压汤
　　7剂，水煎服。

　　【笺疏】三草降压汤是师父自制的一首降压经验方，其组成药味为夏枯草、益母草、龙胆草。高血压病在中医看来多属于肝风劲急，肝阳上亢，甚至肝火上冲。故对于高血压的治疗应当采用疏泄肝风，平肝潜阳，甚至清肝降火的方法。夏枯草疏泄肝风，平肝潜阳；龙胆草清泻肝火；益母草活血利水，缓肝气之急。师父并非对全部高血压病例一概投以三草降压汤。高血压病在临床表现为不同的类型，只有对于肝阳上亢类型的高血压病例，师父才会投三草降压汤。至于其用量，夏枯草、益母草常用15g～30g，龙胆草常用8～12g。这里顺便提一句名医朱良春先生用益母草降压的经验。我曾看到一篇文献，说他认识到若用益母草降压，必须用至二三两（60～90g）方能显效。

　　王某，女，55岁，住密云。1988年10月31日，初诊：
　　脉沉舌红，心中烦郁不宁，头昏冒，血压高，手时发凉，齿痛，其余二便饮食睡眠皆可。气郁化火伤阴。

丹皮 10g	贝母 10g	陈皮 10g	香附 10g
牛膝 10g	白芍 10g	泽泻 10g	夏枯草 12g
郁金 10g	玄参 15g	栀子 10g	青皮 10g
龙胆草 6g	坤草 12g		

　　7剂。

【笺疏】本案病例舌红，心中烦郁不宁，说明心胸中有郁火。脉沉，说明火郁。火郁于内，不得外发，故手时发凉。齿痛者，火也。病历中仅写舌红，未言舌苔，我认为应该是薄苔或者少苔。故师父诊断为"气郁化火伤阴"，用经典名方化肝煎加味治之。化肝煎是明·张景岳《景岳全书·新方八阵》中的一首药方，由青皮、陈皮、山栀子、牡丹皮、泽泻、芍药、土贝母7味药组成，能清泻肝火，疏肝解郁，可治疗"怒气伤肝，因而气逆动火，致为烦热，胁痛，胀满，动血等证"。化肝煎是师父临床喜用的一首古方。其原方用的是土贝母，本处方易之为浙贝母；土贝母、浙贝母皆能散结解郁。土贝母尚能清热解毒，可用于乳腺结节、乳痈。浙贝母善化燥痰，常用于呼吸系统疾病。近时药房每每只备有浙贝母、川贝母，而土贝母常常缺如。龙胆草、夏枯草、益母草是师父的降压经验方"三草降压汤"。加香附、郁金，以加强处方疏肝解郁的功能。加玄参滋阴清热凉血，加牛膝既能引火下行，同时也能协助降压。另外玄参、牛膝尚可治疗牙痛。

崔某，女，56岁。1986年11月17日，初诊：

头晕、失眠，胸脘满闷，腰痛，呕吐，BP：160/100mmHg，舌红绛，苔薄白。

龙胆草 10g	夏枯草 12g	坤草 15g	枳实 10g
柴胡 10g	黄芩 9g	半夏 15g	竹茹 15g
陈皮 10g	云苓 20g	大黄 2g	炙草 6g
生姜 10g	黄连 9g		

7剂，间日1剂。

【笺疏】本案病例有高血压病，其头晕可能由高血压导致。故处方依然用三草降压汤。三草降压汤是师父通过长期临床实践创制的一张药方，用之临床有肯定的降压疗效。北京中医药大学相关科研人员曾申请课题研究其降压机制，评价其降压效果。龙胆草清泻肝火，夏枯草平息肝风。迄今人们一致认为高血压的中医学机制是肝阳上亢，肝火上炎。阳亢则为火，火盛则阳亢。故对高血压的中医治疗也多用平肝潜阳、疏肝息风、清泻肝火的方法。益母草俗称坤草；坤者，母也。益母草具有利水活血的功能，传统主要用于妇科经、产病的治疗。后来临床发现益母草也有一定的降压功能。我认为其作用机制有二：改善血液流变性，降低血液黏滞度；促进排尿，减少偏多的血容量，降低心脏前负荷。师父治疗高血压时，益母草的用量不很大，通常都是15g，少数病例用20g乃至30g。据传已故江苏南通朱良春先生认识到，用益母草降压必须用到八九十克的药量才会有显著效果。本人用益母草降压时，常用 30g 乃至 50g、60g。

　　本案如果仅仅用三草降压汤，那就变成了针对西医疾病的治疗，失去了中医思维。观本案处方，在三草降压汤以外，还有柴芩温胆汤、芩连温胆汤、三黄泻心汤，可见其处方目的是很明确的：化痰、降火、疏肝。那么火与痰的诊断依据是什么？舌红绛是火。红绛是鲜明的深红色，说明火盛。胸脘满闷、呕吐是痰。当然胸脘满闷还常常由气郁引起，呕吐也常常由火逆导致。腰痛在本案是一个没有特异性的症状，其机制可能是痰阻、气郁。需要说明的是，如果辨证准确，辨证论治，柴芩温胆汤、芩连温胆汤、三黄泻心汤分别都有降压作用。尤其是三黄汤，清火降火，用于火邪上冲的高血压病例，常常能收到良好的疗效。

昏 厥

王某，男，26 岁。1988 年 3 月 14 日，初诊：

气厥证，昨夜猝然昏不知人。

柴胡 12g	白芍 20g	枳实 12g	炙草 6g
栀子 10g	香附 10g	黄芩 9g	胆草 9g
郁金 9g	钩藤 12g	半夏 12g	生姜 12g

6 剂，水煎服。

【笺疏】昨夜猝然晕厥，昏不知人。这属于"厥证"，亦即本案病历所说的"气厥"，其主要病机是气机突然逆乱，升降失常，阴阳气血不相顺接。临床常见的气厥也有虚实之分。其实者，肝气有余，逆而上冲，血随气逆，以致清窍闭塞，故猝然昏厥，不省人事。其虚者，中气虚陷，清阳不升，清窍一时缺乏气血，神明失养，也会猝然昏厥，不知人事。实者多以肝气暴逆为关键病机，虚者多以脾虚气陷为关键病机。观本案处方，以四逆散、大柴胡汤为基本方，重用白芍，且加龙胆草、栀子、郁金、钩藤、香附，一派疏肝理气、柔肝清肝之品，可见患者一定为形气俱实、肝气素旺之人，其脉必弦滑有力。

孟某，女，43 岁。

近一周来连续三次出现不明原因昏厥，移时苏醒。心中烦闷，时有恶心、呕吐，寐差，脉沉滑。痰气厥。

柴胡 12g	黄芩 10g	半夏 15g	竹茹 15g
生姜 12g	云苓 30g	陈皮 12g	枳实 10g
炙草 6g	香附 10g	海蛤壳 15g	青黛 6g^{包煎}
钩藤 12g	白芍 12g		

6 剂。

【笺疏】昏厥之虚者，多由于清阳不升，其本在于心脾气虚；其实者，多由于痰火气逆，其本在于肝气上冲。本案脉沉滑，实也。患者平时心中烦闷，时有恶心、呕吐，显示胸膈郁热，痰热扰胃。故处方用柴芩温胆汤为基本方，疏理肝胆，清热化痰。另加香附配合柴胡疏肝理气，加钩藤、白芍柔肝息风，加黛蛤散清泄肝火，化痰平肝。

吕某，女，64岁，1987年8月24日。

半个月前猝然昏倒，醒来发现右半身不利，医院检查未发现脑血管异常。心烦急躁，头晕，头痛，言语不利。当时血压200/100mmHg，今日血压140/70mmHg。脉弦数，苔黄腻。

夏枯草 15g	坤草 15g	丹参 12g	丹皮 10g
龙胆草 10g	牛膝 12g	甘草 6g	石决明 30g
黄芩 6g	黄连 6g	竹茹 12g	半夏 12g
菖蒲 10g	海蛤壳 15g	青黛 9g^{包煎}	

6剂。水煎服，每日1剂。

【笺疏】本案病例脉弦数，心烦急躁，头痛，所以其突然昏厥大概率是由肝火上炎、肝风上旋导致。苔黄腻说明兼有痰邪。故治宜清泻肝火，平肝息风。处方用三草降压汤合涤痰汤加减，用石决明、牛膝平肝潜阳，用黛蛤散清肝化痰，用石菖蒲化痰通窍，更加丹参、牡丹皮清热凉血，活血化瘀。降火降气，降血降痰，这是本案立法处方的基本思路。

胸 中

孟某，男，25 岁，住白云庄。1989 年 5 月 8 日，初诊：

心下及左胸痛。

苏梗 10g	砂仁 10g	蒲黄 10g	五灵脂 10g
川楝 10g	延胡 10g		

12 剂。

【笺疏】本案病例为一男性青年，病历只记载"心下及左胸痛"，未记录其他任何相关信息。由于患者是 25 岁青年，胸痛由心脏病引起的可能性较小。心下痛多属于胃痛；与心下痛同时的左胸痛大概率也是胃痛。本案病例或许还有与饮食消化相关的其他症状没有记录。病情简单，所以病历文字很少，处方药味也很简洁，仅用苏梗、砂仁理气和胃，用失笑散合金铃子散行气活血止痛。我在临床带教时，常对学生们说，病情简单，那就简单用药，毋庸多事。

王某，男，48 岁。1988 年 5 月 16 日，初诊：

早起胸口疼痛，大便正常。

丹参 15g	郁金 10g	香附 10g	川芎 10g
川楝 10g	元胡 10g	枳壳 10g	青陈皮各 10g
茵陈 10g	茯苓 20g		

7 剂。

1988 年 5 月 23 日，二诊：

胸腰疼痛减轻，少腹仍坠胀，心烦。脉弦而沉苔薄。

丹皮 10g	栀子 10g	当归 10g	赤白芍各 10g
柴胡 12g	云苓 30g	白术 10g	炙甘草 6g
薄荷 2g^{后下}	生姜 3g	丹参 15g	

6 剂。

1988 年 6 月 13 日，三诊：

少腹仍坠胀，溲黄。脉沉苔白。

桂枝 10g	茯苓 30g	猪苓 15g	泽泻 15g
白术 10g	川楝 10g	木通 10g	

6 剂。

1988 年 6 月 27 日，四诊：

小腹发胀下坠。脉沉弦苔薄白。

枳实 12g	白芍 20g	川楝 10g	青皮 10g

7 剂。

1988 年 7 月 4 日，五诊：

少腹坠胀减轻，小便不利，有解不尽感，腰酸。脉沉，苔水滑，溲黄。

桂枝 10g	猪苓 16g	茯苓 40g	泽泻 20g
白术 10g	苦参 10g	木通 10g	

7 剂。

1988 年 7 月 11 日，六诊：

症减。

上方加川楝 12g。

7 剂。

【笺疏】本案病例于晨起时胸口疼痛，这样一个孤立的症状，具有多种可能的病机。从二诊病历记载的文字看来，本案病例还有腰痛、小腹坠胀。吾意其胸痛并非由胸部病变导致，而可能是由腰椎病导致的腰痛牵引至胸部导致，小腹坠胀也是由腰痛牵引至小腹部引起。晨起后身体直立，腰椎受力加大，对腰部脊神经的压迫加重，故诸痛于晨起时出现。本案病例也有可能合并盆腔器官病变。晨起后身体直立，盆腔器官受力加重，故晨起出现腰痛，并牵引至胸部。

　　痛则不通，通则不痛。故处方用丹参、郁金、延胡索、川芎、香附、川楝、枳壳、青陈皮诸活血行气药活血行气止痛。并加茵陈、茯苓清利下焦湿热。初诊病历虽然没有下焦湿热现象的记载，但我们看后面几诊处方用丹栀逍遥，用五苓散，应该能推知初诊时存在下焦湿热现象。

　　二诊时见胸部、腰部疼痛减轻，仍有少腹坠胀，心烦，脉弦而沉。小腹乃肝经循行部位；小腹部胀满疼痛常与肝经郁滞有关，故转方用丹栀逍遥加丹参疏肝行气，活血养血。三诊时仍少腹坠胀，溲黄、脉沉，苔白。少腹胀是五苓散证的一个主要症状，脉沉主水，故转方用五苓散加川楝子、木通，此用吴鞠通楝茵五苓散之意；川楝子疏肝理气。下焦者决渎之官，水道出焉。四诊时患者以小腹部坠胀为主诉；坠胀多为气滞之病，故处方单刀直入，用四逆散意，以枳实、白芍、川楝、青皮疏理肝气。此与四逆散相比，以川楝、青皮易柴胡、甘草，则处方的行气散气之力更强。五诊时少腹坠胀减轻，然水气之象凸显，且水中有热：小便不利，有排尿不尽的感觉，尿色黄，脉沉，苔水滑。故处方用五苓散加苦参、木通通利水道，清利水热。六诊时诸症减轻，效不更方，但于五诊处方加川楝子疏理肝气。

于某，男，22岁，住南彩。1986年11月3日，初诊：

胸中痛，伴憋闷感，时呃逆，心烦，寐不安。舌苔白腻，溲黄。脉弦。湿热上痹。面油腻。

白蔻仁 10g	杏仁 10g	薏米 15g	滑石 15g
藿香 10g	厚朴 10g	半夏 12g	茯苓 30g
茵陈蒿 15g	通草 10g	菖蒲 10g	射干 9g
象贝母 10g	栀子 10g	竹茹 12g	佛手 12g

6剂。

【笺疏】胸中痛，伴憋闷感，时呃逆，心烦，寐不安，病在上中二焦，而以上焦心胸为主。上中二焦病变而舌苔白腻、尿黄，这显示湿热病机。故师父断曰"湿热上痹"。"面油"二字乃师父在向医助口授"湿热上痹"的辨证结果之后，补述的两个字，旨在补充"湿热上痹"的诊断依据。处方用师父喜用的三仁汤合甘露消毒丹，加茯苓、栀子、竹茹、佛手以除湿清热。语曰"论方不论药"；吾借用此句式，曰"论证不论病"，意思是但见此证，即用此方，无问何病。

补充一句，对于本案病例这类的病证，我也常投温胆汤加味。

袁某，男，52岁。1987年10月12日，初诊：

胸痛彻背，时有左胁痛，气短。脉弦。

川芎 10g	苍术 10g	香附 12g	栀子 10g
神曲 10g	厚朴 15g	片姜黄 10g	丹参 10g
郁金 10g	青陈皮各 9g		

12剂。

1987年11月30日，二诊：

服10月12日药症状减轻。因忙而停药，诸症反复。左胸胁痛引肩背，善太息。

青陈皮各 10g	浙贝 10g	栀子 10g	川楝 10g
香附米 10g	元胡 10g	片姜黄 10g	丹参 12g
川郁金 10g	瓜蒌皮 12g	柴胡 12g	厚朴 15g

6 剂。

1987 年 12 月 7 日，三诊：

胸脘窜痛，大便不爽。

柴胡 12g	黄芩 10g	香附 10g	郁金 10g
枳实 10g	生姜 15g	白芍 10g	大黄 3g
冬瓜仁 15g	桃仁 10g	陈皮 10g	半夏 10g

4 剂。

【笺疏】胸痛彻背，气短，脉弦，此胸痹也。时有左胁疼痛，此合并肝络郁滞也。故处方以治血郁、气郁等六郁的越鞠丸为基本方，加厚朴、片姜黄、丹参、郁金、青陈皮诸理气活血之品。二诊时患者反映服药有效，不过停药一段时间，诸症又有所反复，仍以左胸胁痛疼痛为主，痛引肩背，善太息。仍属于气血郁滞，故守前法。由于二诊毕竟是在约 50 天之后，病情与初诊时有所不同，所以并不墨守前方，对药味做了适当的调整。三诊时见胸脘窜痛，大便不爽。此少阳气郁、邪实之证。参考前二诊作郁证的经过，故师父转方用他喜用于气火交郁病证治疗的大柴胡汤。去大枣者，避其甘壅。所加冬瓜仁、桃仁，取自《金匮要略》大黄牡丹皮汤，旨在活血化瘀。香附、郁金是他常用的一组对药，其功能是行气活血，以治胸胁疼痛。另外再加二陈化痰通络。

师父过去曾教导我说，写处方要按原方旨意结构书写，如小柴胡汤，柴胡之后，必须写黄芩；半夏之后，肯定写生姜……本案处方药味的书写顺序如此，我认为这是抄方者所为。笔者在整理时一仍其旧，未予改动。

孙某，男，52 岁，机场员工。1989 年 4 月 17 日，初诊：

左胸时痛，夜里伴手麻。舌红苔腻，脉沉。心阳虚而阴霾盛之证。

茯苓 30g	桂枝 10g	白术 10g	炙草 6g
太子参 12g	丹参 15g		

7 剂。

1989 年 4 月 24 日，二诊：

舌暗红白苔，脉沉。拟苓桂术甘汤。

茯苓 30g	桂枝 12g	白术 10g	炙草 10g

太子参 15g　　　　丹参 15g

7 剂。

1989 年 5 月 8 日，三诊：

胸不痛，手麻轻，脉缓。

苓桂术甘汤加太子参 15g。

12 剂。

【笺疏】 左胸时痛，夜间出现手麻，舌红苔腻，脉沉，这样的脉症，通常都会被诊断为胸间郁热证，而师父却辨为"心阳虚而阴霾盛之证"。既然如此，我认为本病例必有心阳虚而阴霾盛的证候未能在病历上记载。我认为可能的脉症有胸痛夜甚、口淡不渴、神气衰弱、面唇青白、手足凉、脉沉弦迟等，不必悉具。心脏阳虚阴盛，故治之宜温阳消阴。处方用苓桂术甘汤加太子参益气，加丹参活血。师父治阳虚性心脏病最喜欢用苓桂术甘汤。若兼气虚血瘀，则加党参、太子参、丹参，他名之曰"苓桂三参汤"。二诊时虽然药效未显，师父并不认为治法不正确，而只是药效暂时尚未出现，故仍守上方，稍稍增加桂枝、炙甘草、太子参的用量。三诊时药效显现，胸痛消失，手麻减轻，故仍然守方。疼痛消失，按照通则不痛的道理，知其络脉已通，故去丹参。

韩某，男，31 岁。1988 年 1 月 4 日，初诊：

胸脘疼痛，呈胀痛特征，痛甚则呕，厌油腻。肝功检查正常。脉沉弦。

黄芩 9g	黄连 9g	栀子 9g	茵陈 15g
竹叶 10g	通草 10g	苍术 10g	厚朴 12g
柴胡 12g	半夏 12g	生姜 12g	竹茹 15g
枳实 10g	陈皮 10g	云苓 15g	大腹皮 10g

6 剂，水煎服。

1988 年 1 月 11 日，二诊：

吞酸已减，胸脘仍胀痛，时干呕。

苍术 10g	陈皮 12g	厚朴 14g	丹参 10g
郁金 10g	木香 10g	半夏 12g	生姜 12g
竹茹 12g	黄连 6g	香附 10g	焦三仙各 12g
茵陈 10g	云苓 20g		

6 剂，水煎服。

1988 年 1 月 25 日，三诊：

饮食不当，胁下痞满，呕吐又作。

柴胡 14g	黄芩 10g	半夏 12g	生姜 12g
竹茹 12g	陈皮 10g	茵陈 15g	凤尾草 15g
草河车 12g	土茯苓 12g	滑石 10g	生甘草 3g
栀子 10g	黄连 3g	厚朴 10g	苍术 4g

12 剂，水煎服。

1988 年 2 月 9 日，四诊：

泛恶，胸痛。

丹参 15g	枇杷叶 15g	香附 10g	陈皮 12g
郁金 10g	竹茹 15g	半夏 12g	生姜 12g

6 剂，水煎服。

【笺疏】疼痛虽然也有虚证，但新发之疼痛多为实证。从本案处方用一派攻邪之品来看，该病例的临床特征一定是形气俱实，见排便不畅、舌苔厚腻等。厌油腻是身体的一种下意识对油腻食物的排斥现象，是身体的一种自我保护现象，说明体内湿热壅盛，尤其是胃肠、肝胆湿热壅盛。从二诊记录还可以看出，初诊时还有吞酸一症；吞酸也是胃肠湿热的表现。实者泻之；故处方用芩连温胆汤、柴芩温胆汤、栀子厚朴汤、茵陈蒿汤合方，并进行适应性的化裁，以清除肝胆、胃肠湿热。治湿不利小便，非其治也。故处方中有竹叶、通草、茯苓、大腹皮之利小便，给湿邪以出路。

二诊时吞酸已减，仍有胸脘胀痛，时有干呕，说明湿热邪气已减。病减药减；故处方用平胃散、黄连温胆汤和颠倒木金散合方化裁，以除湿化痰，清热和胃。由于其疼痛具有胀痛的特点，故不仅用颠倒木金散，而且更加香附理气除胀，更加丹参活血止痛。焦三仙能消食行气，导滞除胀。

患者服药后诸症皆减轻或消失。三诊时患者诉说由于饮食不当，以致胁下痞满、呕吐又作。这是临床很常见的情况。有一些患者自我管控能力差，病情稍微好转一点点，即放松对饮食的管控，恣食膏粱厚味，导致湿热退而复增。我注意到，胃肠肝胆湿热壅盛病证的发生往往与饮食失节有关，患者贪食鱼肉，且多饮酒。既然湿热复起，故三诊处方用柴胡解毒汤、芩连温胆汤、茵陈蒿汤、平胃散合方化裁，目的仍然是清除肝胆、胃肠湿热。前二诊处方皆未用甘草，三诊处方仅用生甘草 3g，这主要是考虑到甘草甘壅助湿，且"呕家不喜甘故也"。

经过前三诊治疗，病情大大减轻。四诊病历虽然记录有"泛恶、胸痛"的症状，不过我推想其程度是比较轻微的，因为四诊处方的药味已经大大减少，仅用丹参、郁金、香附、枇杷叶理气活血，用陈皮、半夏、生姜、竹茹化痰和胃。这种处理与《吴鞠通医案》中所说"病减药减"的思想相同。

王某，女，63岁。住吉祥庄。1988年12月10日。初诊：
胸脘胀满疼痛，大便每日三四次。脉沉，舌苔白。脾胃寒湿，气机不利，升降失常。

| 厚朴 15g | 炙甘草 6g | 半夏 12g | 干姜 4g |
| 生姜 15g | 党参 6g | 香附 10g | 砂仁 6g |

7剂。

1989年4月17日：
心下痞满作痛。
小柴胡汤加白芍 30g

7剂。

【笺疏】本案病例以胸脘胀满、疼痛为主诉。由于胀满疼痛发生在胸脘，所以需要分清楚胀满疼痛发生在胸膈，还是在胃脘，抑或同时发生在两个部位。医生最好不要在不清楚具体病变部位的时候就随意处方。从伴随大便每日三四行的症状看来，其病变应该是在胃肠。脉沉，舌苔白，无热象，据此可以判断为脾胃寒湿。故处方用经方厚姜半甘参汤合理中汤化裁。理中汤是治疗足太阴寒湿的主方。厚姜半甘参汤温中化痰、散寒除满；处方在用量上有一个特点，这就是厚朴、生姜、半夏三味理气泻实的药物用量较大，而参、草二味益气补中的药物用量较小，这符合《伤寒论》原方药物用量比例特点。好像有不少人都知道有这样一个故事，说是有一组中医专业的学生在医院实习，他们用厚姜半甘参汤治疗一个腹胀满的病例，患者服药之后，腹胀满不仅没有得到缓解，反而明显加重了。学生们不解其故，不知下一步怎么办，于是去找老师。老师看了他们的处方之后，只是把处方中厚朴、生姜、半夏三味药物的用量增大，将党参、甘草二味药物的用量减少，药味没有改动。患者再服药，腹胀满立刻减轻。本案处方还有一个特点，这就是生姜、干姜同时应用。《伤寒论》生姜泻心汤也是生姜、干姜同用。本案处方用理中汤而不用白术，这是考虑到白术有壅满之虞。另加香附、砂仁，目的是辛温散寒。

时隔5个月之后，患者又以心下痞满作痛就诊。此时应该寒性症状不太明显，而且不再有大便日三四行的症状。师父辨证为少阳之气横逆犯胃，肝胃不和，故用小柴胡汤为基本方，以疏泄少阳，抑胆和胃。加白芍且重用其量至

30g，目的是柔肝和胃，消痞止痛。白芍与甘草配伍能产生更好的缓急止痛效果，而且白芍还有良好的消痞功能。此由张仲景用桂枝去桂加茯苓白术汤证治"心下满微痛"，用大柴胡汤治"心下急"等应用可知。

陶某，男，成年。1987 年 7 月 13 日，初诊：

胸膈满闷，纳尚可，晨起欲呕，舌暗苔腻。

柴胡 14g	黄芩 10g	半夏 12g	生姜 12g
竹茹 16g	杷叶 12g	炙草 6g	党参 6g
大枣 5 枚	黄连 6g		

6 剂。

【笺疏】《伤寒论》说："伤寒，中风，有柴胡证，但见一证便是，不必悉具。"本案病例见胸膈满闷、喜呕，此为"有柴胡证"，故师父投小柴胡汤。小柴胡汤有一个系列，可以称之为"柴胡剂"，以柴、芩、夏、姜四物为最基本的药味。若加参、草、枣扶正补虚，则为小柴胡汤；若加枳、芍、大黄疏泄实邪，则为大柴胡汤。本案病例既然用小柴胡汤原方药味疏泄少阳，扶正补虚，所以其临床表现应该具有虚实夹杂的特点。如果纯实无虚，师父大概率不会用参、草、枣。如果实邪较重，则枳、芍、大黄在所必用。苔腻为痰浊表现，故处方另加竹茹、枇杷叶、黄连化痰清热，降逆和胃。舌暗反映气血郁滞，处方既然能行气化痰，应该也能促进血液运行，故不再添加任何活血化瘀的药物，因为活血化瘀药物或有干扰胃气之虞。

王某，男，34 岁。住前半伯。1989 年 9 月 11 日，初诊：

胸与肩膀作痛，憋闷，心烦少寐。脉弦，舌苔白。肝胆气郁，兼心脏病。

柴胡 15g	香附 10g	郁金 12g	丹皮 10g
丹参 12g	当归 10g	白芍 10g	茯苓 20g
栀子 10g	枳壳 10g	白术 10g	佛手 10g
薄荷 2g	煨姜 2g	炙甘草 3g	桂枝 10g

7 剂。

【笺疏】胸与肩膀作痛，胸中憋闷，这样的病证较为常见的病机是肝胆气滞血瘀，不过也可能属于阳虚胸痹。脉弦，既有可能属于阴寒，也有可能属于气郁。舌苔白，似乎无热。然心烦少寐又说明存在热扰心神的病机。综合起来看，本证当属于肝胆气郁，郁热扰神。郁热可以不显现于舌，而心烦少寐一定由热扰所致。故方用加味逍遥散为基本方，疏肝理气，清热除烦。根据通则不痛、痛则不通的规律，本病例既然有胸与肩痛，那就必定有瘀血。所以处方另加香附、郁金、丹参、枳壳、佛手，以加强行气活血的力量。按照我对师父用药习惯的了解，本案在加味逍遥散之外，另加香附等五味药物，这说明患者的胸与肩膀疼痛比较严重。加桂枝，与茯苓、白术、甘草共成苓桂术甘汤，以治心脏病；师父喜欢用苓桂术甘汤治心脏病。茯苓用量最大，目的不仅是消饮护心，也是宁心安神。

李某，女，33 岁。住怀柔。1988 年 10 月 31 日，初诊：

脉沉，胸闷背痛，有乳腺增生。肝胆气郁化火。

柴胡 12g	白芍 10g	丹皮 10g	大黄 2g
贝母 10g	当归 10g	栀子 10g	黄芩 9g
香附 10g	茯苓 12g	龙胆草 6g	片姜黄 12g

7 剂。

【笺疏】胸闷背痛这个症状，在女性多由肝郁病变引起。脉沉，气郁也。乳腺增生佐证其病变为肝郁气滞，因为足少阳胆经循行乳腺，足厥阴肝经也过胸胁。既然本案原文断言"肝胆气郁化火"，则本病例当另有若干肝火特征，如烦躁易怒、失眠多梦、口苦、面赤等。故处方选丹栀逍遥散作为基本方，并加龙胆草、黄芩、大黄三物，与栀子一同清泻肝胆之火。去白术者，虑白术壅也。加贝母者，化痰散结也；此药特别针对的是乳腺增生一症。由于胸闷背痛是主诉，故更加片姜黄行气活血止痛。师父很喜欢用片姜黄治疗肩膀、胸胁、项背疼痛诸症。

齐某，女，38 岁，住密云。1989 年 4 月 17 日，初诊：

心胸憋闷，月经先期，血色素下降。脉沉，舌绛，苔白、根部略腻。肝郁血虚之证。

当归 12g	柴胡 12g	白术 10g	薄荷 2g
茵陈 12g	白芍 12g	茯苓 15g	炙草 6g
生姜 2g	凤尾草 12g		

7 剂。

1989 年 5 月 8 日，二诊：

药后见效，头晕。血色素 9.9g/dL，血压：90/78mmHg。

丹栀逍遥散

12剂。

【笺疏】本案病例为女性患者，诉胸闷，月经先期。诊其脉沉，这显然是肝郁之证。苔白、根部略腻，湿也。绛为深红色；舌色绛者，热也，说明兼有湿热之郁。月经先期亦与郁热有关。故处方用逍遥散为基本方，加茵陈蒿、凤尾草清利湿热，有是证即用是方。血色素低，其舌质多为淡红甚至淡白之色，但本案病历舌色绛红，辨证以此舌色为依据，不以血色素为依据。药后见效，但仍有头晕，故二诊继续采用疏肝养血治法，守方去茵陈、凤尾草，加牡丹皮、栀子，用丹栀逍遥散。

张某，女，61岁。1989年4月10日，初诊：

脉弦，舌苔略腻。胸闷，脘胀，饮食难下。肝气逆于胃。

柴胡14g	党参10g	厚朴14g	苍术10g
香附10g	黄芩9g	炙草6g	陈皮10g
神曲10g	栀子9g		

7剂，水煎服。

1989年4月17日，二诊：

柴胡15g	黄芩10g	炙草6g	党参6g
生姜12g	大枣5枚	半夏12g	川楝10g
延胡10g	夏枯草12g		

7剂，水煎服。

1989年4月24日，三诊：

小腹胀。

小柴胡加桂枝10g、白芍10g

7剂，水煎服。

【笺疏】师父临床诊病，亦常先切脉、望舌，而后问病。本案脉弦、苔腻；弦脉常见于肝胆气郁，腻苔说明体内有湿邪。患者胸闷，脘胀，饮食难下，结合脉弦、苔腻来看，可知属于肝胆气郁，气逆于胃，胃脘湿郁。对于这样的病证，师父最常用柴平煎、越鞠丸。故处方用柴平煎合越鞠丸为基本方。其所以去大枣者，避其甘壅也。二诊病历未记载服药后的反应，亦未记载舌、脉，处方不再用越鞠丸，改以小柴胡汤合金铃子散，不再去大枣，由此可以推知患者在服药后，其病情得以缓解。由于合用金铃子散，可以推知患者诉说心下或/和胁下微痛。

处方中还加了一味夏枯草，我推测或许患者诉说新出现轻微的头目昏冒，故用少量夏枯草清利头目，疏散风热。三诊时患者诉小腹胀。小腹胀者，依然由少阳之气不舒所致。故三诊处方仍守小柴胡汤，未再用金铃子散和夏枯草，这说明此时胁肋疼痛、头目昏冒均已消失。加桂枝、白芍，遂成柴胡桂枝汤；用柴胡桂枝汤也有用桂枝加芍药汤之意，旨在疏理胃肠以治其小腹胀。

贾某，女，42 岁。1988 年 2 月 9 日，初诊：

憋气，胸闷。

川芎 10g	苍术 10g	香附 12g	栀子 10g
神曲 10g	柴胡 10g	半夏 12g	陈皮 10g
黄连 3g	黄芩 3g	生姜 10g	

12 剂。

【笺疏】 本案仅仅记载了憋气、胸闷，无其他信息。考虑到女性患者多气郁为病，憋气、胸闷亦主要由于气郁，故选择朱丹溪治六郁的名方越鞠丸与张仲景治疗少阳枢机不利的主方小柴胡汤合方。由于其病以气郁为主，并非气虚，故去掉小柴胡汤中的参、草、枣之甘壅，且另加陈皮理气化痰。从处方另加少量黄连看来，本案病例应该有明显的热郁特征，如嗳腐吞酸、胸中烦热、烦躁寐差，或舌红苔黄等。若不然，师父不会另加黄连。

祖某，女，58 岁。1988 年 5 月 16 日，初诊：

胸闷、头晕、心慌、心跳，咳嗽有痰四个月。恶心，有风湿性关节炎，右腿痛，走路困难。

麻黄 4g	杏仁 10g	薏米 16g	滑石 6g
防己 12g	通草 10g	茯苓皮 20g	牛膝 10g
桔梗 6g	枳壳 6g		

7 剂。

1987 年 5 月 23 日，二诊：

咳减肿退，已能平卧，纳增加，仍头晕、肢痛，脉弦，苔薄白。

大豆卷 10g	白蔻仁 9g	杏仁 10g	薏米 12g
通草 10g	滑石 10g	半夏 12g	厚朴 10g
藿香 9g	竹叶 10g	茯苓皮 20g	防己 10g
前胡 10g			

6 剂。

1988 年 5 月 30 日，三诊：

药后小便增多，腿肿继减，午夜汗出，烦躁，口不渴，时咳嗽。脉沉弦，苔白腻。

茵陈 15g	茯苓 40g	猪苓 15g	泽泻 15g
白术 10g	桂枝 6g	杏仁 10g	薏米 12g
通草 10g	滑石 10g		

12 剂。

1988 年 6 月 13 日，四诊：

药后腿肿明显减轻，时咳嗽。

上方加苦参 10g、知母 10g、大青叶 10g。

12 剂。

【笺疏】本案胸闷、头晕、心慌、咳嗽有痰、不能平卧，恶心。这样的病证，其最常见的病机是痰饮水湿阻碍上焦心肺阳气。患者又有风湿性关节炎，右腿疼痛，行路困难。将上下两组病证结合起来，基本上就可以确定水湿痹阻的诊断。故处方用麻杏苡甘汤合木防己汤化裁，用麻黄、杏仁、茯苓、桔梗、枳壳宣畅胸中气机，化饮通阳；用防己、薏苡仁、滑石、通草、牛膝除湿蠲痹。不用石膏者，因为并未见到明显的热证。去甘草者，以甘草不利于祛湿。

药后咳减肿退，已能平卧，胃纳增加。但仍有头晕、肢痛，查其脉弦、薄白。用药有效，仍当治湿。故转方改用治湿之经典名方三仁汤，以治三焦之湿。加大豆黄卷、茯苓皮、防己，以除湿蠲痹，治其肢体疼痛。另加藿香，以芳香化湿。再加前胡，与半夏、杏仁一同化痰止咳。

药后小便增多，腿肿进一步减轻，仍有咳嗽。另外新出现午夜汗出、烦躁的症状，这说明水湿有热化之势。故三诊转方用茵陈五苓散为基本方，并从前方三仁汤借得杏仁、薏苡仁、通草、滑石，以清热化饮。五苓散可治水热咳嗽。茵陈有清热利湿、蠲痹止痛的功能。

本处方以利水之力胜，治咳之力弱；虽然用了一味茵陈蒿清热除湿，但清热之力并不强。故药后肢体疼痛、水肿虽然得到进一步减轻，但痰湿热对肺的影响未能得到控制，咳嗽依然比较突出，我估计其午夜汗出、烦躁的热象依然存在。于是四诊转变治疗方向，重点治其咳嗽，于三诊处方加苦参、知母、大青叶，以清热理肺，化痰止咳。

李某，女，53 岁。1989 年 8 月 7 日，初诊：

胸脘发闷，后背上下窜痛，每于夜间发作。脉沉，苔薄白。肝胆气郁，影响太阳经气及营卫不利。小柴胡合桂枝汤为宜：

桂枝 12g	片姜黄 12g	炙草 6g	白芍 12g
生姜 12g	大枣 7 枚	柴胡 15g	黄芩 10g
党参 9g	半夏 10g	桔梗 10g	枳壳 10g

7 剂。

1989 年 8 月 14 日，二诊：

脉沉，仍主气郁。自称服药见功，饮食已增。

柴胡 16g	香附 10g	川芎 9g	生姜 12g
党参 6g	桔梗 10g	黄芩 10g	郁金 10g
半夏 12g	炙甘草 6g	枳壳 10g	

7 剂。

1989 年 8 月 21 日，三诊：

仍主调和营卫，疏利太阳经气。

桂枝 12g	葛根 14g	炙甘草 6g	片姜黄 12g
白芍 12g	生姜 10g	大枣 12 枚	

7 剂。

【笺疏】胸与胃脘痞闷是临床常见的病证；其最常见病机是肝胆气郁、肝（胆）胃不和。这是因为肝胆主疏泄，肝胆疏泄功能正常，则胸脘气机条畅；肝胆疏泄不及，则胸脘气机郁滞。此外胸脘痞闷也常由痰湿阻遏导致。如果患者具有形盛面满、苔腻舌大、呕恶纳差等特征，那就基本上可以确定为痰湿阻遏。本案病例不具有痰湿特征，却具有"后背上下窜痛"的症状，这是风木为病的特征；风胜则动，故知其病与肝胆有关。脉沉主气郁。苔薄白，说明无明显热邪。后背疼痛反映太阳经气不通。由于营卫行于太阳，所以师父对本案病机的辨识结果是"肝胆气郁，影响太阳经气及营卫不利"。他常把身体走窜疼痛的病证称为"肝气窜"，临床上主要采用柴胡桂枝汤治疗。小柴胡汤疏泄风木，桂枝汤宣畅太阳经气及营卫之气。更加桔梗、枳壳两味药物，一升一降，正可以拨动中上焦胸脘气机。张仲景用枳实，后世用枳壳。枳实行气的力量较枳壳强，所以有人称枳实能"破气"。枳实是张仲景治疗胸痹的主要药味之一。张仲景用枳实行上焦胸中之气，如橘枳姜汤、枳实薤白桂枝汤。亦用枳实行中下焦之气，如大、小承气汤、大柴胡汤、麻子仁丸、栀子厚朴汤、枳实栀子汤、四逆散等。本案处方加片姜黄者，以片姜黄辛温，能行气活血而止身体疼痛。师父常用片姜黄治疗肩颈、项背、胸胁、胳膊部位的疼痛；其用量常为 10g～15g。

二诊服药见效。由于二诊处方去掉桂枝、白芍两味药物，可以认为这是师父考虑不再合用桂枝汤，由此即可推测后背上下窜痛已经消失，太阳经气及营卫已经舒展，刻下但以胸脘痞满为主。脉沉，说明仍然是肝胆气郁。故二诊处方但用小柴胡汤，并加香附、郁金、川芎三味药物，以加强处方疏肝解郁、行气活血的力量。与初诊处方相比，柴胡的用量增加 1g。虽然仅仅增加 1g，似乎差别不大，但这反映出师父当时的一种考虑，即重点解少阳之郁滞。小柴胡汤去大枣，这是遵循《伤寒论》第 96 条的用法，避免大枣甘壅，妨碍行气解郁。

二诊重点治少阳，胸脘痞闷得以解除。然二诊放松对太阳经气和营卫的疏通，或许其时后背上下窜痛又作。于是三诊处方改用桂枝加葛根汤，更加片姜黄，药简力专，只治太阳之表。所以三诊病历原文曰"仍主调和营卫，疏利太阳经气。"

黄某，男，52 岁。1989 年 7 月 3 日，初诊：

胸闷、前胸发憋 2 年，时轻时重。曾经心电图检查发现心脏供血不足。高血压病史 10 余年，间断降压治疗。查血压 120/80mmHg，心率 82 次 / 分。脉弦，舌苔白。

黄芪 20g	当归 10g	赤芍 10g	川芎 15g
瓜蒌 15g	薤白 15g	丹参 20g	元胡 10g
降香 10g	郁金 10g	炙草 6g	

7 剂。

1989 年 7 月 10 日，二诊：

胸中憋满，脉沉，苔薄白。

桂枝 10g	生姜 10g	炙草 6g	大枣 7 枚
厚朴 15g	杏仁 10g		

7 剂。

【笺疏】本案病例为冠心病，西医诊断已经明确。冠心病的基本病机是冠状动脉粥样硬化，血栓形成，管腔狭窄，由此导致心肌缺血、心功能下降。用中医的眼光看，其病属于心脉瘀阻，这是本案病例胸闷发生的基本机制。故治之宜活血化瘀，兼以益气。师父熟知这样的知识，故他对冠心病的治疗虽然最常用苓桂剂，但也有时会用益气活血化瘀的方法。而且他在用苓桂剂治疗冠心病时，也常有以苓桂术甘汤加茜草、红花的用法。本案处方以经典名方补阳还五汤为基本方，也可以认为是补阳还五汤、治胸痹经方瓜蒌薤白汤和治冠心病经验方"冠心Ⅱ号"三个药方的合方。冠心Ⅱ号的药物组成为丹参、赤芍、川芎、红花和降香。本处方用当归、赤芍、川芎、丹参、延胡索、降香、郁金一大队活血化瘀药物，体现出活血化瘀、通脉溶栓是治疗的重点。另外再用瓜蒌、薤白化痰通阳，此为用《金匮要略》治胸痹之主方瓜蒌薤白白酒汤之意。一般认为冠心病包括在《金匮要略》所论胸痹之中。气能行血；用黄芪、甘草益气，可以加强活血化瘀的效果。

二诊鉴于患者仍然感到胸满，脉沉，苔薄白，考虑其病并非完全由于血瘀，尚有胸中阳气不足的病机，故转方用治疗胸阳不振的经方桂枝去芍药汤；师父认为冠心病多与心阳不足有关。处方以桂枝甘草汤辛温化阳，补益心胸阳气，活血通脉，并以辛甘之姜、枣加强桂枝甘草的功能。研究表明，生姜虽然为普通的食物，但它也有很好的对抗心肌缺血的功能。《伤寒论》："太阳病下之，脉促，胸满者，桂枝去芍药汤主之。"此"满"字即"懑"字，与"闷"字同义。本案原文之中的"满"字也是这一用法。加厚朴、杏仁以理气宽胸。《金匮要略》治胸痹方也用厚朴、杏仁二物，如茯苓杏仁甘草汤、枳实薤白桂枝汤等。厚朴、杏仁这一组对药还具有缓解支气管平滑肌痉挛的功能，可以治疗哮喘，此由桂枝加厚朴杏子汤可知。《伤寒论》小青龙汤证若见喘者，去麻黄，加杏仁，由此可见小青龙汤之治喘功能似乎主要依靠杏仁，而不是如一般所理解的那样，主要依靠麻黄。厚朴、杏仁主要作用于支气管，能降低呼吸道的阻力，增加供氧，所以对冠心病胸闷也会有缓解效果。

马某，女，26岁。住顺义。1989年7月10日，初诊：

胸中憋闷，呼吸受阻。脉弦滑，舌苔薄白。气郁而肝胃不和。

川芎10g	苍术10g	香附10g	栀子10g
神曲10g	茯苓15g		

7剂。

【笺疏】临床面对以胸中憋闷为主诉的病例，需要考虑心脏病或肺病的可能。若为心脏病，常常会伴有不得平卧、胸闷因活动加重或因活动诱发、心悸等症状；必要时可通过西医检查确诊或排除。若为肺脏病，常常会伴有咳嗽、喘息、咳痰等症状。本案患者为26岁的女性，最常见的病变应该是肝郁气滞，心脏病的可能性较小，亦有属于痰饮阻碍胸中阳气，或胸中阳气不足的可能，各种病变当有相应的临床特征。检查见脉滑，舌苔薄白，师父辨证为"气郁而肝胃不和"，我认为在脉滑、苔薄白之外，还应当有若干能支持这一判断的症状，如嗳气且嗳气则舒、喜太息、胸闷受情绪影响比较明显等。肝胆属木，胃属土；木气郁滞，常常也会引起胃气不和，食物郁滞。对于这样的病证，师父喜欢用朱丹溪的越鞠丸。《丹溪心法》说越鞠丸能"解诸郁"，包括气郁、食郁、火郁、痰郁、湿郁和血郁，即丹溪所谓"六郁"。越鞠丸这个名称，"越"指栀子，栀子有一个别名为"越桃"。"鞠"指川芎，川芎有一个别名为"鞠芎"。在六郁之中，气郁是最重要的；气郁则六郁皆至，而六郁又相互影响。按照朱丹溪的观点，六郁皆在中焦，主要在于脾胃。脾胃为人体气机升降的枢纽。六郁相杂，升降失常，故胸中憋闷。栀子主火郁，苍术主湿郁，香附主气郁，川芎主血郁，神曲主湿郁。处方再加一味茯苓，协助苍术治水湿之郁。

王某，男，40岁。城关小学员工。1989年7月24日，初诊：

脉弦偏沉，舌体略大，苔薄白。胸满憋气，头晕，睡眠欠佳。胸阳不振，水湿痰浊上犯之证，苓桂剂加减。

| 茯苓 30g | 白术 10g | 厚朴 14g | 陈皮 10g |
| 桂枝 12g | 泽泻 15g | 半夏 12g | 竹茹 10g |

7剂。

【笺疏】本案病例的主诉亦为胸闷憋气。舌体略大，苔薄白，这是痰饮的特征。脉弦主水饮，脉沉亦主水饮。水饮阻碍胸中阳气则胸闷，水气上冲则头晕，水饮阻碍卫气，卫气难以由阳入阴则睡眠欠佳。故师父的诊断为"胸阳不振，水湿痰浊上犯之证"。处方用苓桂术甘汤去甘草，以补益心脾阳气而化水饮。茯苓用量为30g，保证其利水消阴的能力。去甘草，加泽泻，则利水化饮的效果更好。且泽泻与白术配合，遂成《金匮要略》泽泻汤，泽泻用量大于白术，以治"心下有支饮，其人苦冒眩"。处方另外再加苦温之厚朴，用量为14g，以宽胸顺气。又加陈皮、半夏、竹茹三物化痰，与茯苓相配合，又具有温胆汤之意，可以温化痰饮，通卫气而促进睡眠。

郝某，女，27岁，住牛山。1989年7月24日，初诊：

心胸憋闷，两胁窜痛，头晕，口苦不欲食。脉弦，舌苔水滑。少阳气郁。

| 柴胡 16g | 黄芩 10g | 半夏 12g | 生姜 12g |
| 党参 10g | 炙草 10g | 大枣 7枚 | 桂枝 10g |

白芍 10g

7 剂。

【笺疏】本案病例以心胸憋闷为主诉，同时伴有两胁窜痛、头晕、口苦、不欲食、脉弦，柴胡证十分明确。《伤寒论》之柴胡汤十二症，本案病例有其六，故可确诊为"少阳气郁"而投小柴胡汤。然两胁窜痛一症属于师父所谓"肝气窜"；治肝气窜，师父恒用柴胡桂枝汤。桂枝、芍药可以缓肝风之急，柔肝止痛。本案舌苔水滑，按理应该更加茯苓，与桂枝相配，成为苓桂剂，以利水消饮。笔者认为这里应该可以加茯苓，加茯苓并不影响处方的合理性。那为何处方没有加茯苓？或许师父认为疏泄少阳，运转枢机，上焦得通，津液得下，水饮即可消去，故无须再加茯苓利水。

马某，男，42 岁。住回民营。1989 年 3 月 28 日，初诊：

胸闷，心悸。发作时先下肢发酸，然后气从下肢上冲于胸，遂胸闷不舒。夜梦多，大便溏，日一行。小便尚可，色黄。舌苔白腻，脉沉弦。

苓桂术甘汤加龙骨 30g、牡蛎 30g。

6 剂。

【笺疏】本案冲气明显，气从下肢上冲于胸。张仲景著作对冲气类症状的记载，最低起点是小腹部，没有气从下肢上冲心胸的记载。然气从下肢上冲的症状在临床偶亦可见。水气上冲病变在临床较多见，但冲气并非皆由于水气上冲；冲气常常也由肝气上冲引起。肝气上冲者多热，水气上冲者多寒。本案病例见大便溏，舌苔白腻，脉沉弦，此皆非热证。当然，由于本案处方为苓桂术甘汤加味，故患者应该面无热、手足清、舌不红、口淡不渴，否则刘老不会投苓桂术甘汤。总之，本证应该具有阴寒证的特点，而不应该具有热证特点。寒气水饮上冲心胸，故胸闷、心悸，宜用温药和之。处方以苓桂术甘汤温化水饮，降逆平冲，加煅龙牡、牡蛎并重用其量，以重镇止悸，镇静安神。

神　志

赵某，女，66岁。住顺义西马坡。1987年11月23日，初诊：

滑脉。头晕，心烦，呕恶，易惊。少阳胆经痰火为病，拟黄连温胆汤法。

黄连10g	陈皮10g	生姜12g	半夏15g
枳实10g	甘草3g	竹茹15g	茯苓15g
夏枯草15g	大金钱草20g		

7剂。

【笺疏】师父临证时，在做完检查之后，常常先述脉象，后述症状，学生则依次记录在案。本案病历客观地反映出师父的这一临床程序。头晕多由痰阻，所谓"无痰不作眩"是也。若在头晕的同时还见有呕恶、脉滑，那就基本上可以明确"痰饮眩晕"的诊断。心烦、易惊是火扰之证。既有痰，又有火，故可以确定本例的病机属于痰火为患。之所以判断病涉少阳胆经，这是因为头晕多与少阳风气有关；头眩也是少阳病的主症之一。证属痰火上扰，故"拟黄连温胆汤法"。温胆汤虽然名曰"温胆"，它的主症却以心神、情绪方面的病变为特点。孙思邈《备急千金要方》记载温胆汤"治大病后，虚烦不得眠"。后世医家补充曰温胆汤"治热呕、吐苦，虚烦，惊悸不眠，痰气上逆"。本案病例的症状与之相符。加夏枯草、大金钱草以清泄少阳风热。之所以不再用柴胡、黄芩，或许与已经添加夏枯草、金钱草有关。用药不堆砌，这是师父处方的一大特点。金钱草能清利肝、胆、膀胱湿热，常用于胆囊炎、胆石症、泌尿系结石、尿路炎等病证的治疗。此处用金钱草，也是为了清利胆热。或许本案病例还有胆囊炎或胆石症或慢性尿路感染症状没有记录在案。

勘某，女，45岁。1986年11月17日，初诊：

脉弦数，舌苔白。胸闷，腹胀，大便不调，失眠，心悸，胆小善畏。

| 柴胡12g | 黄芩10g | 半夏15g | 生姜12g |
| 竹茹15g | 云苓30g | 陈皮10g | 枳实12g |

| 白芍 12g | 香附 10g | 郁金 10g | 黄连 10g |
| 滑石 12g | 青黛 6g^{包煎} | | |

青黛 6g 包煎

12 剂。

1986 年 12 月 1 日，二诊：

舌红苔薄，胁下胀满疼痛，时口苦，目胀，急躁。

柴胡 12g	黄芩 10g	半夏 12g	生姜 15g
枳实 10g	白芍 15g	香附 10g	郁金 10g
大黄 3g	茵陈 15g	土茯苓 12g	佛手 10g
夏枯草 12g			

6 剂。

【笺疏】本案病例失眠、心悸、胆小善畏，如果没有胸闷腹胀症状，其脉虚弱，那就可以辨证为心脾两虚，以归脾汤为基本方进行治疗。然其脉弦滑而数，胸闷，腹胀，大便不调，即大便干湿不调，由此可见本病例并非虚证，而是实证，痰火兼气滞的性质很明显。从二诊病历记录有舌红来看，初诊时的舌象大概也是红舌。故用柴芩温胆汤、黄连温胆汤、大柴胡汤合方，并进行必要的适应性的化裁，以疏泄少阳，清热化痰。加香附、郁金，目的是加强处方疏肝理气的力量。加滑石、青黛，目的是加强其清肝泻火的力量。由此加味可以看出，师父判断本案患者之肝郁气滞、痰火交郁的病变程度是比较严重的，邪实而正不虚，故专注于疏泄、清泻。

二诊时见胁下胀满疼痛，虽然仍有口苦、目胀、急躁，肝火、肝郁依然较重，但我揣度经过初诊治疗，症状已经有所缓解，故二诊仍守初诊治疗方向，对处方稍做加减，重点用经方大柴胡汤疏泄阳明胃肠，以少量大黄通降胃肠。之所以去掉初诊处方中的茯苓，目的是不欲使水液偏走于膀胱。去掉黄连，也是为了疏通阳明；因为大黄走而不守，而黄连守而不走。加茵陈、土茯苓的目的是清利肝胆湿热，与上方之用滑石、青黛的目的相符。加夏枯草，大概针对的是目胀症状。更加一味佛手配合香附、郁金以疏肝理气。

史某，女，38 岁。1987 年 5 月 25 日，初诊：

精神分裂症多年。刻下烦躁，便干，纳呆，心慌，月经不调，时有谵语。

大黄 3g	黄连 7g	黄芩 10g	栀子 10g
竹茹 15g	半夏 15g	生姜 10g	枳实 10g
陈皮 10g	茯苓 30g	炙草 3g	茵陈 12g

4 剂，间日 1 剂。

牛黄清心丸 4 丸，汤药送服 1 丸。

【笺疏】精神分裂症多为痰火扰心之症。患者烦躁，时有谵语，大便干，心悸，这些都是痰火的明证。故处方用栀子金花汤苦寒清降，直折心火。用温胆汤化其痰邪，另外还添加一味茵陈蒿清泻湿热。在汤药以外，再用牛黄清心丸清心安神。大概是考虑到方药的苦寒之性较重，故采用间日 1 剂的药量控制方法。师父治疗火证常用三黄泻心汤、黄连解毒汤、栀子金花汤等方。吴鞠通治疗狂症也从心火论治，用苦寒清泻方法。

雷某，女，50 岁，住三家店。1988 年 11 月 28 日，初诊：

精神分裂症。发作时不识亲疏，呼叫骂詈。平时周身串痛，胸中发闷，烦躁不宁。尿频，少腹胀。尚未绝经，每次月经来潮则病发。脉弦，舌苔白。肝气抑郁，化火动风，神魂不潜之证。

柴胡 14g	党参 9g	黄芩 9g	桂枝 9g
茯苓 20g	半夏 12g	生姜 10g	大枣 5 枚
龙骨 30g	牡蛎 30g	大黄 3g^{包煎}	当归 10g
白芍 10g			

7 剂。

【笺疏】精神分裂症，呼叫骂詈，烦躁不宁，此心火盛也。《素问·至真要大论》病机十九条曰："诸躁狂越，皆属于火。"周身串痛（窜痛），胸中发闷，少腹胀，脉弦，此肝气郁滞而走窜之象。每次月经来潮则病发，舌苔薄白者，气血不足也。妇人经水适来、经水适断之日，皆血室空虚、气血不足之时。故师父断为"肝气抑郁，化火动风，神魂不潜之证"，投《伤寒论》柴胡加龙牡汤疏泄肝胆，清火化痰，镇静安神。另加归、芍，以配合党参、大枣益气养血。《伤寒论》原方不用甘草，主要是因为原著所论病证存在气滞水郁的病机，症见小便不利。张仲景在症见小便不利的情况下，虽然每去甘草，但也并非必去甘草。如《伤寒论》柴胡桂枝干姜汤证见小便不利，该方也没有去掉甘草。

王某，女，40 岁。1989 年 2 月 27 日，初诊：

精神病。周身窜痛，烦躁失眠，泛恶。脉弦滑，舌苔腻。痰火窜于少阳，拟黄连温胆汤法。

竹茹 15g	陈皮 12g	远志 10g	黄连 10g

甘草 6g	半夏 15g	茯苓 30g	枳实 10g
菖蒲 10g	胆星 10g	栀子 10g	香附 10g
生姜 15g			

7剂。

【笺疏】 周身窜痛，脉弦，肝气走窜之象。烦躁、失眠，火扰心神之证。恶心、脉滑、苔腻，痰饮之征。故师父断曰"痰火窜于少阳"，并"拟黄连温胆汤法"。处方于黄连温胆汤清热化痰之外，另加栀子一味，助黄连清心安神；加远志、菖蒲、胆南星三物，助半夏、陈皮等化痰。更加香附疏泄少阳。生姜用至15g，与半夏、茯苓共同组成化痰和胃的经方小半夏加茯苓汤，既能化痰安神，亦能和胃止呕。

睡　眠

池某，男，23岁。住顺义。1987年3月9日，初诊：

失眠二年余，心悸胆怯，便干，舌红苔腻。

黄连 10g	半夏 15g	竹茹 15g	生姜 12g
夏枯草 12g	珍珠母 30g^{先煎}	陈皮 10g	枳实 10g
茯苓 30g	龙骨 20g^{先煎}	牡蛎 20g^{先煎}	大黄 1g
桃仁 10g	杏仁 10g	甘草 6g	

6剂。

1987年3月16日，二诊：

服药后病证无明显变化。

生山栀 12g	竹叶 15g	龙齿 12g^{先煎}	珍珠母 30g^{先煎}
木通 10g			

5剂，水煎服。

牛黄清心丸5丸，每服1丸，临卧时服。

【笺疏】本案病例失眠，心悸，胆怯，大便干，舌红苔腻，痰热扰神的特征十分明显，故处方用黄连温胆汤清化痰热，安神促眠。温胆汤是师父治疗失眠时常用的一张药方，多有柴芩温胆汤、黄连温胆汤、芩连温胆汤的加味变化。痰阻卫气，卫气行于阳而难以入于阴，则难以入眠。用温胆汤治疗失眠的经验最早见于《备急千金要方》。本案处方更加夏枯草清热平肝，散火安神；加珍珠母、龙骨、牡蛎重镇安神；加少许桃仁、杏仁、大黄通便以降火，和胃以安神。二诊时见患者服药后睡眠等症状未见改善，转方用栀子、竹叶、木通，以及牛黄清心丸清泄心火，用龙齿、珍珠母重镇安神。师父受张仲景医疗经验的影响，在临床上多用龙骨牡蛎重镇安神。在用龙牡镇静安神时，他多用煅龙牡；煅龙牡的收摄之性比较突出。不过他也会用生龙牡；生龙牡的清凉之性胜。不过我认为龙牡入药还是以煅制者为佳，我考虑的是煅龙牡的功能成分可能较生龙牡更易于水煮提取。张仲景用龙牡要求"熬"制；他说的熬制就是后世说的煅制。

秦某，女，53岁，住顺义。1989年4月3日，初诊：

胃脘热，失眠多梦，心烦，口苦，恶心。舌红，苔黄腻，脉弦滑。

柴芩温胆汤加夜交藤15g。

1989年4月17日，二诊：

| 苍术10g | 厚朴15g | 陈皮12g | 炙甘草3g |
| 柴胡14g | 半夏12g | 生姜12g | 栀子10g |

7剂。

1989年8月7日，三诊：

当归12g	木瓜10g	双花15g	甘草节10g
乳没各9g	枳壳10g	赤小豆20g	牛膝10g
赤芍12g	川芎10g	炒山甲9g	

7剂。

【笺疏】病历中说的"胃脘热"即烧心症状。烧心，失眠多梦，烦躁，口苦，恶心，舌红，苔黄腻，脉弦滑，这显然是痰热之证。弦脉显示肝胆之气郁滞。故处方用柴芩温胆汤疏泄肝胆，化痰清热，并加夜交藤安神促眠。二诊病历未记载服药后的效果，但转方用平胃散合小半夏汤化痰除湿，和胃安神。语曰"胃不和则卧不安"，故和胃即可安神。仍用柴胡疏泄肝胆，加栀子清心安神。由此可见初诊、二诊的治疗方向是一致的。三诊病历仍未记载服药后的效果，处方应该是由仙方活命饮化裁而来。方中用甘草节10g，这种应用高度提示此时患者诉关节疼痛，且赤小豆、木瓜之用又提示证见水湿，如舌苔腻或下肢肿等。关节疼痛之病常有夜甚特点，患者的睡眠肯定会受到影响。故三诊时便把关节疼痛作为治疗靶点。处方中的乳香、没药亦有止痛安神的功能。不如此读三诊病历，很难理解三诊处方。

王某，女，42岁，住平各庄。1989年1月23日，初诊：

失眠，不欲食，嗳气，心胸满闷。脉沉，舌白。肝气不疏泄，为郁证也。

香附10g	栀子10g	柴胡14g	白芍10g
炙草6g	薄荷2g^后下	郁金10g	丹皮10g
当归10g	白术10g	煨姜1g	茯苓16g

7剂。

1989年1月29日，二诊：

药后胃开思食，睡眠转佳。

丹皮 12g	柴胡 15g	白术 10g	香附 10g
合欢皮 12g	白芍 12g	茯苓 15g	炙草 10g
郁金 10g	当归 10g	红花 10g	桃仁 12g
丹参 14g			

12 剂。

1989 年 2 月 27 日，三诊：

香附 10g	郁金 10g	柴胡 12g	当归 10g
赤芍 15g	丹参 15g	桃仁 14g	茯苓 20g
白术 10g	炙草 6g	川芎 10g	川楝 12g
佛手 12g			

12 剂。

【笺疏】本案病例见沉脉，脉沉主气郁。心胸满闷，嗳气，食欲差，此皆气郁之证。由此可知其沉脉必非沉细无力之脉，必定沉而不弱。病历中的舌白必定指的是白腻舌苔。患者的整体精神面貌必非气虚之象。故处方用丹栀逍遥散加香附、郁金对药，疏泄肝气，清郁热而安神。二诊时见患者服药后胃开思食，睡眠转佳，故仍守前方化裁，加一味合欢皮以安神促眠。其所以加桃、红、丹参三味活血化瘀药物，我料患者诉行经不畅，或带血块。三诊处方仍守丹栀逍遥加香附、郁金对药，并用川芎、川楝子、佛手理气行血。青中年女性患者失眠常见肝郁热扰证型，师父多用丹栀逍遥散作为基础方，并随症化裁。

李某，男，54 岁。1989 年 5 月 8 日，初诊：

失眠，心悸，口苦，盗汗。用柴胡汤加龙骨牡蛎汤：

柴胡 14g	黄芩 10g	半夏 12g	生姜 12g
炙草 6g	大枣 5 枚	党参 6g	龙骨 30g
牡蛎 30g			

12 剂。

【笺疏】柴胡加龙骨牡蛎汤也是师父治疗失眠的一张常用药方。其方见于《伤寒论》第 107 条，主治伤寒八九日，经过攻下治疗，证见"胸闷烦惊，小便不利，谵语，一身尽重，不可转侧者"，其病机为少阳三焦气机郁滞，郁热扰乱神明。故其应用指征为胸闷心悸、烦躁不安、惊惕善恐、夜不安寐、二便不畅、一身尽重、口苦目眩、形气不虚等。该方由小柴胡汤去大枣，加龙、牡、苓、桂、铅丹和大黄而成。如今在临床应用时，由于铅丹有毒，所以去铅丹不用，多代之以酸枣仁养心安神。国内和外国的制药企业在生产此药时，也去铅丹，但并不用任何替代品。本案病例失眠、心悸、口苦，若脉弦，神气郁滞，即可确定为柴胡加龙骨牡蛎汤适应证。盗汗虽然多由心阴虚的病变引起，但临床也常见由郁热导致的盗汗。

陈某，女，50岁。1989年5月8日初诊：

乏力，嗜睡，纳可，夜寐多梦，心烦。痰热凝结，用黄连温胆汤：

| 黄连 9g | 陈皮 10g | 半夏 15g | 枳实 12g |
| 竹茹 15g | 生姜 10g | 茯苓 20g | 炙草 6g |

12剂。

【笺疏】痰饮阻滞气血运行是导致人体乏力的常见病因病机。如果痰饮阻碍卫气出入，那就既可能导致卫气不能由阳入阴，进而引起失眠，也可能导致卫气不能由阴出阳，进而引起嗜睡。假如一个人睡眠障碍，体疲乏力，形体肥盛，舌胖苔腻，那就可以判断其病由痰饮为患。如果更见夜寐多梦，心烦，脉滑，即可知痰饮兼热。本案病例被诊断为"痰热凝结"，应该属于这种情况。故处方用黄连温胆汤化痰清热。

王某，女，58岁。1987年3月16日，初诊：

纳差，肢倦乏力，哕，胃脘堵满，失眠，唯服安眠药能勉强入睡，但眠不实，易汗，恶寒，每凌晨即肠鸣、排便，便后心悸甚。口苦，咽干，饮不解渴。苔腻，脉滑。

半夏 15g	竹茹 15g	柴胡 10g	黄芩 6g
黄连 6g	珍珠母 30g^{先煎}	枳实 10g	陈皮 10g
生姜 10g	茯苓 30g	炙草 9g	牡蛎 20g^{先煎}

6剂。

【笺疏】本案处方的基础方亦为黄连温胆汤。由于处方中也用了柴胡、黄芩，所以也可以认为是黄连温胆汤、柴芩温胆汤合方，体现着清热化痰、疏泄肝胆的治法，针对的是痰热内阻、肝胆气郁的病证。不欲饮食，口苦，咽干，此为柴胡汤证，乃少阳郁热之象。郁热可致汗出、口渴。少阳气郁亦可以出现恶寒。嗳气，脘痞，脉滑，苔腻，此为痰饮特征。如果患者形盛面满，那就可以明确痰饮的诊断。郁热与痰饮相搏成为痰热。在确认痰热之后，心悸、失眠即可认为是由痰热引起。凌晨肠鸣排便者，肝胆郁热致肝脾不和也。故处方用黄连温胆汤加柴芩清热化痰，疏泄肝胆。

张某，女，40岁，住天竺。1989年3月28日，初诊：

多梦，身乏力，纳食不香，多思虑，心悸易惊，二便常。舌淡苔白，脉细软。心脾两虚。

归脾汤

7剂。

【笺疏】归脾汤也是师父临床常用的经典名方之一，其适应证是心脾气血虚寒引起的各种病证，如心悸、惊惕、失眠、纳差、疲倦、月经不调等。其形色舌脉特点为舌淡、苔白、脉细缓少力、形气不足、面色不华或面色㿠白等。本案病例符合这些特点，故师父断曰"心脾两虚"，投归脾汤原方药味。归脾汤亦为笔者临床常用，应用范围很广。对于单纯的虚寒病证，笔者常用原方药味；对于兼见郁热气壅的病证，笔者则用加味归脾汤，或与加味逍遥散联合应用。

戴某，女，35岁。1987年3月16日，初诊：

眠差，头晕，额痛，食多则甚，已有四五年。月经量极少，色紫黑，鼻灼热。脉沉弦滑，苔薄黄。

大黄6g	桃仁15g	丹皮12g	赤芍12g
柴胡12g	黄芩10g	葛根12g	桂枝9g
炙草6g			

3剂，间日1剂。

【笺疏】对于失眠一病的治疗，必须先辨其寒热虚实。本案病例头晕，前额疼痛，月经量少，此三症尚不能反映寒热虚实性质。然其经血色紫黑，多食则头晕头痛转甚，脉沉弦滑，这样的脉症却明确显示出病证的实证性质。多食则病甚者，阳明壅实也。鼻息灼热、苔黄者，里热也。治之宜清泄阳明，活血祛瘀。处方取《金匮要略》大黄牡丹皮汤及桂枝茯苓丸之意。阳明热邪上攻，并非肠痈，故不用冬瓜子、芒硝。重在治阳明胃肠，并不欲通利水道，故不用茯苓。之所以加柴胡、黄芩，目的是疏泄肝胆而清郁热，而且还应该考虑到肝为女子先天；活血需要行气，行气即可以活血。加葛根者，以前额头痛为病在阳明，葛根为阳明引经药。如此加减化裁，内可调经，外可治头晕、头痛；活血、行气、清热三法合用，亦可以治疗失眠。

邓某，男，61岁。1987年5月4日，初诊：

失眠三四年，纳谷不香，耳鸣如蝉，口干，大便不成形，溲频，脉沉弦，苔黄白腻。上热下寒。

黄连 10g	桂枝 9g	炙甘草 9g	党参 10g
炮姜 10g	大枣 12枚	半夏 12g	竹茹 10g

6剂。

1987年5月11日，二诊：

夜寐渐安，纳谷转香，大便已调，耳鸣同前，自感气短、乏力。舌红。

党参 9g	炙草 9g	大枣 7枚	牡蛎 20g
龙骨 15g	黄连 3g	竹叶 6g	半夏 12g
竹茹 15g	陈皮 10g	生姜 10g	夏枯草 10g

六剂。

1987年5月18日，三诊：

养阴安神法：

麦冬 30g	元参 15g	生地黄 30g	当归 12g
白芍 10g	焦三仙各 10g	炒山药 15g	炒枣仁 15g
茯苓 10g	甘草 10g	五味子 6g	

6剂。

【笺疏】师父辨此案病例为上热下寒。失眠、口干、耳鸣为热邪上攻所致，便溏、尿频、纳差为下寒所致。上热在上焦与头，下寒在中下二焦，主要在于胃肠。处方用《伤寒论》清上温下的黄连汤为基本方。黄连汤在《伤寒论》的主治症为上热下寒胃痛："伤寒，胸中有热，胃中有邪气，腹中痛，欲呕吐者，黄连汤主之。"加竹茹清热化痰和胃。胃不和则卧不安；胃和则卧安，和胃即可安眠。二诊见睡眠渐安，纳谷转香，大便已调。然耳鸣同前，且患者自感气短、乏力，视其舌红。故仍守前方，另加陈皮协同半夏、竹茹化痰，加竹叶协同黄连清心安神，加龙牡重镇安神；加夏枯草疏风清肝，安神助眠。三诊大概见到阴伤之象，如心烦、大便干、舌红、脉细数等，故转方用麦冬、玄参、生地黄、归芍、五味子、山药、枣仁、甘草养血益阴而安神。此外还应该见到胃肠食滞现象，如脘腹胀满、食物难消化等，故用焦三仙消食和胃。再增加一味茯苓，既可以宁心安神，亦可以宁心健脾。

吴某，女，31岁。住顺义。1988年8月15日，初诊：

失眠多梦。月经延后，35 天未潮。脉弦细带结，舌红苔薄。心肝气郁，有化火伤阴之象。

丹皮 10g	柴胡 12g	白芍 10g	白术 10g
黄连 2g	栀子 10g	当归 10g	茯苓 15g
薄荷 1g^{后下}	炙甘草 10g	香附 10g	生姜 1 片

7 剂。

【笺疏】临床所见失眠多梦存在多种类型。本案病例月经延后，这既有可能是由于气血郁滞，亦有可能是由于气血虚弱。如果脉弦细、结，舌红，且形气不虚，那就基本上可以判定属于气血郁滞，且有化火现象。郁火扰神，故见失眠多梦。处方用丹栀逍遥散疏肝理气，养血行血，清泻郁热，宁心促眠。加黄连清心安神；更加香附一物，以助柴胡理气。

闫某，女，17 岁。1988 年 5 月 23 日，初诊：

失眠三年余，三年来经常失眠，头晕，夜寐梦多，大便溏薄。经带如常。脉弦，苔水滑。

黄连 10g	黄芩 10g	白芍 12g	炙甘草 6g
生姜 10g	大枣 12 枚		

6 剂，水煎服。

【笺疏】本案病历见苔水滑而不用苓桂剂，大便溏薄而不采用健脾除湿方法，此值得思考。处方既可以看成是经方黄芩汤加味，也可以看成是经方黄连阿胶汤加减，当然更准确地讲是合二方而化裁。《伤寒论》黄芩汤主治"太阳少阳合病"之下利，能清泻肝胆胃肠热邪而止利。肝胆胃肠之热既可逼迫肠液下行而致便溏，亦可以上扰心神而致失眠多梦。本案病例见头晕、脉弦，这也是少阳风木为病之象。黄芩汤之黄芩清心肝之火而除烦，加黄连配合黄芩清心安神。芍药可以柔肝息风，故可以对抗头晕。黄连阿胶汤用芩、连清心火于上，用阿胶、鸡子黄、芍药养阴于下，以交通心肾。不过本案病例虽然在上有心火扰动，但在下却并非阴虚水亏，而是水湿偏盛。故处方去阿胶、鸡子黄之滑腻，加姜、枣、草以调和脾胃。

时某，男，45 岁，住顺义。1987 年 7 月 7 日，初诊：

夜不安寐。

生牡蛎 18g^{先煎}	生龙齿 15g^{先煎}	首乌藤 20g	炒枣仁 6g

桑寄生 20g	菟丝子 12g	枸杞子 12g	肉苁蓉 10g
阳起石 10g	云茯苓 30g	怀山药 12g	芡实米 12g
莲子肉 12g	全狗脊 12g		

6 剂。

1987 年 7 月 13 日，二诊：

二个月来腰痛，阳事不兴，下身发凉，心烦失眠。舌红，苔腻。

柴胡 12g	白芍 12g	枳实 12g	炙草 9g
龙胆草 3g	栀子 3g		

12 剂。

【笺疏】 就临床所见，失眠有多种类型。我临床常见类型有心脾两虚、水虚火旺、痰饮阻卫、郁热扰神等。本案病例脉症记录不详，无法从病证表现判分其类型。不过从二诊病历可以看出患者还有腰痛、阳事不兴、下身发凉等症，应该属于肾阳虚衰。故初诊处方主要包括两组药物：一组为龙齿、牡蛎、首乌藤、枣仁、茯苓，功能是镇静除烦，养心安神。一组是菟丝子、阳起石、枸杞子、肉苁蓉、桑寄生、狗脊，功能是补肾助阳。由于脾胃为后天之本，如果在上述安神、补肾治疗的同时，适当补脾，一定有助于提高安神与补肾的效果。故处方又添加了山药、芡实、莲子肉 3 味药物。添加这三物药物，也让笔者考虑到患者或许存在脾虚症状，如食欲不振、大便溏薄等。本案处方用生龙齿、生牡蛎；一般认为龙牡生用凉性胜，煅用则收敛之性胜。张仲景用龙牡都要求"熬"；张仲景说的"熬"就是后世说的煅。笔者认为龙牡煅用，其功能成分易溶于水，因而有助于提取。龙骨是古代大型哺乳动物骨骼的化石，龙齿是其牙齿的化石，二者来源及性味功能相近，都能镇惊安神，可以用于心悸、失眠、惊痫、癫狂等神志病变的治疗。龙骨还具有平肝潜阳、收敛固涩的功能，可用于肾虚遗精、带下、月经过多、虚汗、虚证溃疡的治疗。龙齿主要用于神志病变，其镇惊安神功能稍胜。初诊处方中的酸枣仁用量仅为 6g，这是值得重视的。用量如此之小，这虽然可以理解为在同时应用龙牡、首乌藤的情况下，枣仁即无须大量，但笔者认为枣仁具有促眠、醒神双向调节功能，所以临床用枣仁治疗失眠时，不应该盲目大量应用。很多年以前，我治疗失眠常常每剂用 20g～30g，近一些年来改为只用 10g～15g，甚至小于 10g，仍然能取得满意疗效。在治疗失眠时，枣仁的用量到底应该多大多小，如何因人制宜，这值得思考、探索和尝试。

二诊治法转向很大，改用四逆散疏肝理气，并加龙胆草、栀子清火安神。由此可知，初诊处方不仅没有产生良好疗效，而且大概是由于阳起石等温肾壮阳药物将患者内郁之火激发出来，此时出现了心烦、舌红等现象，师父据此判断其阳痿乃肝气郁结所致，失眠是由郁热扰神引起。于是改用疏肝行气、解郁清热的治法。从肝郁论治疗阳痿，投四逆散疏肝解郁，畅达阳气，这是师父的一条颇具创造性的临床经验。

　　任某，男，44 岁，住顺义。1987 年 10 月 26 日，初诊：

　　失眠健忘一年余，纳呆，脘痞，心烦急躁。前医以为肝郁化热，脾湿生痰，风痰上扰，清阳不升，用清泻法治之罔效。药后大便日三四次，仍失眠，健忘，口干，倦怠，脉弦滑。

黄连 10g	夏枯草 15g	半夏 15g	竹茹 15g
茯苓 30g	枳实 10g	陈皮 10g	炙草 10g
生姜 12g	秫米 30g		

6 剂。

1987 年 11 月 30 日，二诊：

夜能安卧四小时，梦仍多。右少腹胀满，矢气少。

柴胡 12g	白芍 20g	当归 10g	云苓 30g
白术 10g	薄荷 2g^{后下}	生姜 3g	炙草 10g
丹皮 10g	栀子 10g		

6 剂。

1987 年 12 月 7 日，三诊：

大便调，心烦急躁，夜寐不实。

炒枣仁 30g	川芎 16g	云苓 30g	炙草 10g
肥知母 10g	龙牡各 30g		

6 剂。

1987 年 12 月 14 日，四诊：

药后能安卧 1 小时，已停服安定。但夜半醒来再难入寐，寐则多梦。头晕，腰酸。

珍珠母 30g^{先煎}	黄连 10g	竹茹 15g	枳实 10g
清半夏 12g	陈皮 10g	云苓 30g	甘草 6g
丹皮 10g	赤芍 10g	黄芩 6g	

6 剂。

1987 年 12 月 21 日，五诊：

夜寐能安卧四小时，但仍易醒，头晕。

黄连 9g	竹茹 15g	枳实 10g	陈皮 10g
半夏 15g	云苓 30g	炙甘草 9g	生姜 12g
白芍 10g	当归 10g	丹皮 10g	龙齿 15g^{先煎}

珍珠母 30g^{先煎}

6 剂。

1987 年 12 月 28 日，六诊：

夜能安卧 5 小时，仍不耐脑力劳动，乏力，腰酸。

黄连 6g	半夏 12g	竹茹 12g	生姜 10g
陈皮 10g	炒枣仁 20g	川芎 10g	炙草 6g
知母 10g	云苓 15g	寄生 30g	石斛 20g

6 剂。

1988 年 1 月 4 日，七诊：

夜卧五小时，眠实，腰酸减轻。

上方石斛改为 30g。

6 剂。

1988 年 1 月 11 日，八诊：

睡眠稳定，仍不耐过劳，有时睾丸痛。

川楝子 10g	青皮 10g	天仙藤 15g	荔枝核 10g

6 剂，水煎服，每日 1 剂。

川芎 12g	枣仁 30g	知母 10g	云苓 20g
炙草 10g	龙齿 12g	珍珠母 30g	

6 剂。

1988 年 2 月 1 日，九诊：

能眠，但梦多，头昏冒。

炒枣仁 30g	炙甘草 10g	茯苓 30g	川芎 12g
知母 10g	夜交藤 30g	龙齿 12g	珍珠母 30g

沉香粉 1.5g^{冲服}

6 剂。

1988 年 2 月 9 日，十诊：

酸枣仁汤。

12 剂。

1988 年 5 月 15 日，十一诊：

脉弦，心烦，多梦。

柴胡 12g	当归 10g	白芍 10g	丹皮 10g
栀子 10g	茯苓 15g	白术 10g	薄荷 2g^{后下}
生姜 3g	黄芩 3g	黄连 3g	

6 剂。

1988 年 5 月 30 日，十二诊：

睡眠好转，仍易醒，健忘，脉弦舌淡。

黄芩 9g	黄连 9g	栀子 9g	丹皮 10g
白芍 10g	石决明 30g	半夏 15g	竹茹 15g
陈皮 10g	枳实 10g	生姜 10g	甘草 6g
茯苓 15g	夏枯草 15g		

6 剂。

1988 年 7 月 11 日，十三诊：

近期病情反复，心烦失眠。

生地 15g	当归 10g	炙甘草 6g	黄连 5g
朱砂粉 1g^{冲服}			

7 剂。

1988 年 8 月 29 日，十四诊：

药后能安卧五小时，但仍烦闷不适，入睡难，舌红苔白，脉弦。

丹皮 10g	栀子 10g	夜交藤 15g	合欢皮 12g
柴胡 10g	白芍 10g	全当归 10g	云茯苓 20g
白术 10g	炙草 6g	薄荷 1g^{后下}	生姜 2 片

12 剂。

1988 年 9 月 19 日，十五诊：

眠宁，但健忘明显。

白术 9g	党参 7g	黄芪 7g	当归 9g
炙草 9g	云苓 12g	远志 6g	枣仁 15g
龙眼肉 10g	木香 3g	生姜 3 片	大枣 3 枚

12 剂，水煎服。

1988 年 10 月 31 日，十六诊：

又因肝气郁勃而胸满、口苦、心烦、不能寐。

栀子 10g	丹皮 10g	柴胡 15g	黄芩 10g
当归 10g	白芍 10g	薄荷 3g^{后下}	炮姜 1g
茯苓 15g	白术 10g	炙草 6g	胆草 3g
香附 10g			

7 剂。

1988 年 11 月 14 日，十七诊：

睡眠经治有进步，但早醒、头昏等证未解。

当归 12g	何首乌 10g	栀子 10g	川芎 9g
白芍 15g	柴胡 12g	丹皮 10g	茯苓 20g
炙草 6g	白术 10g	香附 10g	郁金 10g

7 剂。

1988 年 11 月 28 日，十八诊：

小柴胡汤加栀子 10g、丹皮 10g、当归 10g、白芍 10g、竹茹 14g

7 剂。

1988 年 12 月 12 日，十九诊：

川芎 10g	香附 10g	苍术 10g	栀子 10g
神曲 10g			

7 剂。

1988 年 12 月 26 日，二十诊：

黄连 10g	夏枯草 15g	半夏 15g	竹茹 15g
陈皮 10g	枳实 10g	茯苓 15g	黄芩 10g
生甘草 6g			

7 剂。

1989 年 3 月 30 日，二十一诊：

脉弦而沉，舌苔白腻，胸中气憋，自觉周身有不适之感，用越鞠汤加味：

川芎 10g	苍术 10g	香附 10g	栀子 10g
神曲 10g	合欢皮 12g	茯神 12g	

12 剂，水煎服。

1989 年 4 月 10 日，二十二诊：

心烦，胸脘堵闷，纳呆，寐差，便不爽，呃逆。舌红，苔白腻，脉弦滑。用平胃散。

苍术 10g	厚朴 15g	陈皮 12g	炙草 3g

半夏 16g	秫米 30g	薏米 12g	通草 10g
滑石 10g	藿香 10g	茯苓 15g	

7 剂。

1989 年 4 月 17 日，二十三诊：

心中懊侬，反复颠倒不得眠。

栀子 12g	香豉 10g^{先煎}	郁金 10g	佩兰 10g

6 剂。

1989 年 5 月 8 日，二十四诊：

眠差，心烦，大便不爽，服泻火药时大便通畅。舌干，苔白。用猪苓汤。

猪苓 20g	茯苓 30g	泽泻 15g	滑石 15g

阿胶 10g^{烊化}

12 剂，水煎服，日服 1 剂。

1989 年 6 月 26 日，二十五诊：失眠，舌苔白，脉弦小数。

四物汤加

半夏 12g	竹茹 12g	陈皮 10g	香附 10g
郁金 10g	丹皮 10g	栀子 10g	合欢皮 12g
萱草 10g	远志 10g	龙齿 12g	珍珠母 30g

朱砂粉、琥珀粉各 1g 和匀分为 3 包，每服 1 包，汤药送下。

6 剂。

1989 年 7 月 10 日，二十六诊：

脉弦，气短，夜不成寐。气郁而相火劫阴也。

丹皮 10g	柴胡 14g	半夏 15g	栀子 10g
白术 10g	竹茹 15g	当归 12g	茯苓 15g
生姜 10g	白芍 12	炙草 6g	陈皮 10g

12 剂。

牛黄清心丸 10 丸，早晚各服 1 丸。

1989 年 7 月 24 日，二十七诊：

心神不宁，胸中发闷。

栀子 10g	豆豉 10g	郁金 10g	木香 10g
半夏 12g	陈皮 10g	佩兰 10g	茯神 12g
远志 10g	菖蒲 10g	龙齿 12g	石决明 30g
沉香 4g	竹叶 10g		

7剂。

1989年7月31日，二十八诊：

失眠，心烦不安。大便不爽，腹胀。舌苔白腻，脉弦滑。

大黄 2g	连翘 10g	竹叶 10g	薄荷 3g
柴胡 10g	栀子 10g	黄芩 10g	甘草 3g
丹参 10g	枳实 10g		

7剂，水煎服。

【笺疏】本案前后二十八诊，历时近两年，内容很丰富、完整，几乎临床常用于治疗失眠的经典名方在本案都得到应用，很值得学习、参考。

初诊主诉失眠，纳呆，脘痞，心烦急躁，脉弦滑。据此可以辨证为痰阻热郁证，处方用黄连温胆汤合半夏秫米汤，以化痰通卫，清心安神。加夏枯草疏肝清热，交通阴阳，安神促眠。清·王学权《重庆堂随笔》曰："夏枯草微辛而甘，故散结之中，兼有和阳养阴之功，失血后不寐者服之即寐，其性可见矣。陈久者尤甘，入药为胜。"服药后睡眠好转，但仍然多梦。由于见少腹胀满，矢气少，以少腹属肝，故知存在肝气郁滞失疏的病机，郁则生热，热则扰神，故二诊转方用丹栀逍遥散疏肝解郁，清热安神。三诊转方用《金匮要略》酸枣仁汤加龙牡养心清热，除烦镇静；其中酸枣仁用量很大。药后睡眠好转。四诊转方还（huán）用清热化痰方法，用芩连温胆汤加珍珠母、牡丹皮、赤芍。药后效果明显，故遵效不更方的做法，五诊仍守清热化痰安神方法，继续用黄连温胆汤为基本方，加龙齿、珍珠母镇静安神，并加归、芍、丹皮养血凉血。六诊时应该睡眠状况稳定，但患者述不耐脑力劳动，乏力，腰酸，这反映患者正气虚衰，故师父仍守黄连温胆汤法，减去枳实，以免破气耗气，另加酸枣仁、桑寄生、石斛养心补肾、补益正气；加知母滋阴清热除烦。七诊时见服药有效，故仍守前方，增大石斛用量，以加强补益心肾的药力。八诊时睡眠稳定，但患者诉睾丸时痛，因此师父暂时搁置安神促眠治法，改投川楝、青皮、天仙藤、荔枝核疏肝理气，重点治疗睾丸疼痛。

九诊用《金匮要略》酸枣仁汤加夜交藤、龙齿、珍珠母，以加强安神促眠的力度。沉香辛温，临床主要用于行气止痛、温中降逆或纳气定喘，在本次处方中的应用目的也是受纳正气，安神促眠。头昏冒只是寐差的一个副症，所以无须特别治疗。十诊守方用酸枣仁汤。十一诊见心烦，多梦，脉弦，辨证为郁热扰神，转方用加味逍遥汤，并加芩、连清降心火，除烦安神。十二诊时睡眠进一步好转，但仍然容易醒来，察其舌淡。舌淡多为阳虚有寒，或为血虚不华。不过舌之络脉被痰饮阻塞，或者痰饮停聚于舌，亦可见淡舌之象。上诊用丹栀、芩连清热安神，除了心烦多梦外，一定还有其他内热表现，不然不会丹栀、芩连同用。基于上诊诊治，即使见淡舌，仍不能否定痰热为患。故本次转方用芩连温胆汤为基本方，仍加牡丹皮、栀子、夏枯草清火安神。

第十三诊发生在 40 天之后，这似乎能说明在经过清热化痰安神治疗以后，患者睡眠状况较好。近期病情又出现反复，心烦失眠，于是再来就诊。此前多次就诊时的病证皆为热扰，说明患者的身体固有内热。故处方用朱砂安神丸清热养心，除烦安神。药后睡眠好转，但仍有心烦胸闷，入睡困难，舌红苔白，脉弦，显示为郁热扰神，故十四诊处方用丹栀逍遥散加夜交藤、合欢皮解郁清热，镇静安神。药后睡眠明显好转。由于患者述健忘明显，故十五诊转方用归脾汤两补心脾。我推想此时在多次应用丹栀、芩连等物清热降火以后，郁热已去。如果此时仍有郁热，师父的处方一定会用加味归脾汤，也就是归脾汤加丹皮、栀子，或更加柴胡。

第十六诊也发生在一个多月之后。因为生气郁闷，又出现胸满、口苦、心烦、不能寐等症。此仍属于郁热扰神，故处方仍用丹栀逍遥散，重用柴胡，更加香附，以扎实疏肝解郁；并加黄芩、龙胆草清泻肝胆。药后睡眠好转，不过犹有早醒、头昏，故十七诊仍守丹栀逍遥法，加川芎、郁金、香附，以加强行气解郁的力量，再加何首乌协助归、芍养血安神。十八诊转方用小柴胡汤加丹栀、归芍、竹茹，仍是疏泄肝胆、清热安神治法。十九诊只用越鞠丸治郁，二十诊再用芩连温胆汤加夏枯草化痰通卫，清热安神。诸诊处方的用药都十分简洁，治法单纯、明确。

二十一诊用越鞠丸加合欢皮、茯神安神。二十二诊用平胃散合半夏秫米、藿朴夏苓汤化痰除湿，通卫安神。二十三诊用《伤寒论》治疗热郁胸膈、烦躁不得眠的栀子豉汤加郁金活血解郁，加佩兰化湿。此 3 次病历显示出这一段时间来应用丹栀逍遥丸、越鞠丸、温胆汤以及平胃散、二陈汤的主要病证依据：胸脘痞闷，胸中憋气，纳呆，大便不爽，周身不适，舌苔白腻等，皆痰湿阻塞，气机郁滞之证。心烦，心中懊恼，舌红，此为郁热之象。

二十四诊见眠差，心烦，大便不爽，舌干等症，有阴虚内热特征，且下焦水湿较多，故转方用《伤寒论》治疗少阴水热互结，心肾阴虚，烦躁不得眠的猪苓汤滋阴利水，清热安神。二十五诊用四物汤养心血而安神，更加半夏、竹茹、陈皮化痰，加丹栀清热，加萱草、郁金、香附解郁活血，加合欢皮、远志、珍珠母、龙齿安神。脉弦小数。本次处方亦含丹栀逍遥之实。更以朱砂粉、琥珀粉冲服，亦有用朱砂安神丸之意。二十六诊再用丹栀逍遥加半夏、陈皮、竹茹，并加服牛黄清心丸，清热化痰，除烦安神。二十七诊继续用清热化痰安神方法，二十八诊见用失眠且心烦不安，腹胀且大便不爽，舌苔白腻，脉弦滑，知其病机为胸膈及胃肠热壅，热扰心神，遂投凉膈散加柴芩等物，以泻热安神。